DAS RÖNTGENBILD DES SCHÄDELS BEI INTRAKRANIELLER DRUCKSTEIGERUNG IM WACHSTUMSALTER

DAS RÖNTGENBILD DES SCHÄDELS BEI INTRAKRANIELLER DRUCKSTEIGERUNG IM WACHSTUMSALTER

VON

W. TÖNNIS

O. PROFESSOR FÜR NEUROCHIRURGIE,
DIREKTOR DER NEUROCHIRURGISCHEN UNIVERSITÄTSKLINIK KÖLN

UND

G. FRIEDMANN

PRIVATDOZENT FÜR MEDIZINISCHE STRAHLENKUNDE,
LEITER DER RÖNTGENABTEILUNG DER NEUROCHIRURGISCHEN UNIVERSITÄTSKLINIK
UND UNIVERSITÄTS-NERVENKLINIK KÖLN

MIT 80 ABBILDUNGEN

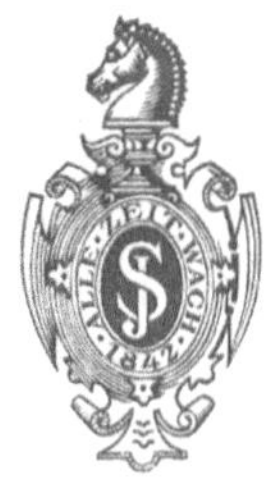

SPRINGER-VERLAG
BERLIN · GÖTTINGEN · HEIDELBERG
1964

ISBN-13: 978-3-642-86081-2 e-ISBN-13: 978-3-642-86080-5
DOI: 10.1007/978-3-642-86080-5

Softcover reprint of the hardcover 1st edition 1964

Library of Congress Catalog Card Number 64-14188

Einleitung

Klinische Symptome und Erkrankungen, die eine röntgenologische Untersuchung des Schädels erforderlich machen, sind häufig. Diese Untersuchung beginnt mit den Übersichtsbildern und den zur Beurteilung gewisser Abschnitte als sinnvoll und zweckmäßig erkannten Zusatzaufnahmen.

Eine folgerichtige Bewertung der Aufnahmen ist aber nur möglich, wenn die „Grenzen des Normalen und die Anfänge des Pathologischen" bekannt sind und als krankhaft anzusehende Befunde eine entsprechende Deutung und Zuordnung zur Klinik erfahren. Dies ist mitunter aber gerade im Kindes- und Jugendalter nicht immer einfach, da sich schon das normale Bild des Schädels in der Wachstumsphase mehrfach ändert und vor allem die bei einer intrakraniellen Drucksteigerung auftretenden Symptome eine merkliche Altersabhängigkeit zeigen, so daß auch im Vergleich zu den Veränderungen, die bei raumfordernden Prozessen Erwachsener auftreten, deutliche Unterschiede bestehen.

Es erscheint deshalb notwendig, an den Anfang der Betrachtungen eine Beschreibung normaler Befunde der verschiedenen Altersstufen zu stellen, da sich die Pathogenese der einzelnen Symptome am besten erklären läßt, wenn von den physiologischen Verhältnissen ausgegangen wird.

Weitere Gründe, sich mit dem normalen und pathologischen Röntgenbild des Schädels im Kindes- und Jugendalter zu befassen, stützen sich auf die Erfahrung, daß die Detailbeschreibung bestimmter Knochenveränderungen mit der heute allgemein verbreiteten und großzügiger angewandten Kontrastmitteluntersuchung oft nicht mehr die kritische Beachtung und Aufmerksamkeit findet, die ihr gebührt. Dies ist aber nicht berechtigt, da bei entsprechender Kenntnis der möglichen Auswirkungen einer intrakraniellen Drucksteigerung mit Hilfe der Nativbilder vielfach schon Gewißheit erreicht oder zumindest die begründete Vermutung eines krankhaften intracerebralen Prozesses ausgesprochen werden kann. Außerdem erhält man in Verbindung mit der klinischen Symptomatik häufig einen Hinweis, welche weiteren diagnostischen Maßnahmen am sichersten zum Ziel führen und zugleich für den Kranken am schonendsten sind.

Ferner ist zu bedenken, daß das Röntgenbild manchmal bereits eine einwandfreie Diagnose zuläßt, wenn der klinische Befund noch uncharakteristisch ist und auch das für eine intrakranielle Drucksteigerung nahezu beweisende Zeichen einer Stauungspapille fehlt.

Schließlich darf nicht vergessen werden, daß jede operativ-diagnostische Maßnahme, die meist mit einem Klinikaufenthalt verbunden ist, eine psychische und physische Belastung für den Patienten bedeutet, während eine nicht an Kontrastmittel gebundene röntgenologische Untersuchung ambulant und ohne Risiko vorgenommen werden kann. W. Scheid hat daher mit Recht verlangt, daß die Indikation zur Kontrastmitteluntersuchung erst dann gestellt wird, wenn auf Grund der klinischen Befunde und der weniger belastenden Hilfsuntersuchungen eine bestimmte Antwort auf eine gezielte Frage von diesen operativ-diagnostischen Methoden erwartet werden kann.

Inhaltsverzeichnis

I. Normale Entwicklung des Schädels während des Wachstums

Wenn man Aufnahmen des Schädels von Neugeborenen, Säuglingen, Kindern und Jugendlichen betrachtet, so fallen Unterschiede in der Größe des Schädels, des Nahtbildes, der Reliefverhältnisse der Kalotte und schließlich der Form des Türkensattels auf, die es im einzelnen ausführlicher zu besprechen gilt.

1. Wachstum des Hirnschädels

Im 2.—3. Embryonalmonat werden am Schädel die ersten Knochenkerne sichtbar. Sie entstehen nach THOMA durch Druck- und Spannungsänderungen an der Schädelkapsel, während HAUSCHILD, WEINNOLDT u. a. deren überwiegend genetische Anlage betonen.

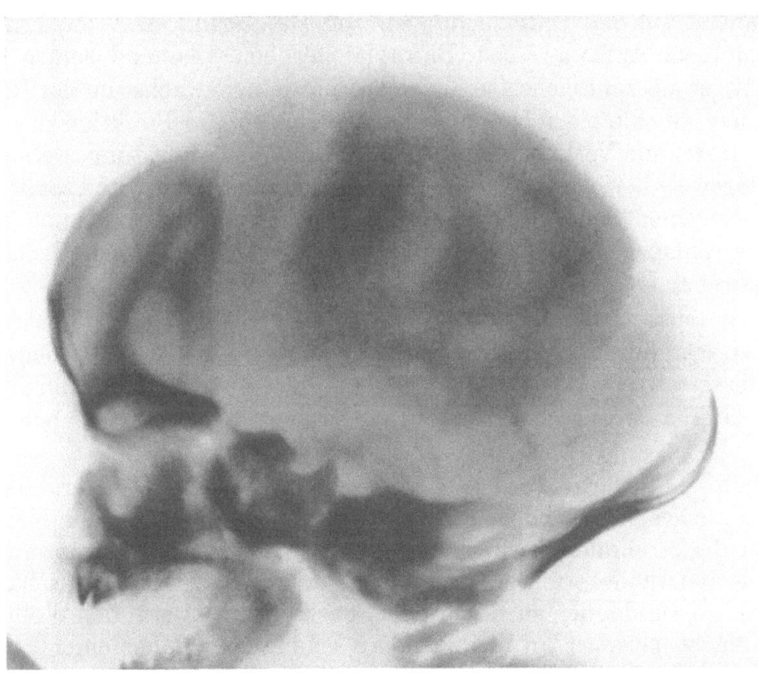

Abb. 1. Seitliche Aufnahme eines frühgeborenen Kindes. Die Knochenschuppen sind pathologisch weit voneinander entfernt; von Schädelnähten kann in diesem Entwicklungsstadium noch nicht gesprochen werden

Diese ersten Ossifikationszentren nehmen an Größe zu (Abb. 1), so daß sich die Ränder der einzelnen Knochenschuppen allmählich einander nähern; ihre vorzeitige knöcherne Verbindung wird jedoch durch die zwischen den einzelnen Schädelknochen gelegenen Nähte und Synchondrosen verhindert.

Die weitere Entwicklung nach der Geburt zeigt, daß Schädel- und Hirnwachstum eng miteinander verbunden sind. Hierbei kommt der Größenzunahme des Gehirns die primäre und übergeordnete Bedeutung zu, weil die intrakranielle Volumenzunahme den entscheidenden Wachstumsanreiz für die Schädelknochen darstellt (BERNSTEIN, ERDHEIM, FRÉDÉRIC, MAIR, TROITZKY, VIRCHOW). Da nun das Gehirn mit etwa 3 Jahren bereits $^2/_3$ und im 7. Lebensjahr schon sein Endgewicht erreicht hat, zeigt dementsprechend auch der Schädel in den ersten Lebensjahren und besonders bis zum 3. Lebensjahr die größte Wachstumstendenz. Von diesem Zeitpunkt an erfolgt die Größenzunahme nur noch mit geringer Geschwindigkeit und erlischt zwischen dem 18. und 20. Lebensjahr ganz, nachdem sie in der Pubertät vorübergehend nochmals ein etwas stärkeres Ausmaß angenommen hatte.

Für die komplizierten Wachstumsvorgänge sind zahlreiche Begründungen angegeben worden.

THOMA hält das interstitielle Knochenwachstum für die entscheidende Ursache der Größenzunahme des Schädels. Zu dieser Ansicht neigen auch BOLK, HAUSCHILD und DOERR, weil es bei einer prämaturen Nahtsynostose nicht immer zu einer Deformierung des Kopfes kommt.

VIRCHOW, LOESCHKE und WEINNOLDT sowie SITSEN nehmen dagegen als dominierenden Wachstumsfaktor einen fortwährenden duralen Knochenabbau und perikraniellen Anbau von Knochen an, wodurch die Kalotte ständig weiter nach außen verlagert wird. Dieser Vorgang erklärt zugleich auch die bei Kontrollaufnahmen und Messungen in größeren zeitlichen Abständen feststellbare Umfangszunahme des Schädels bei frühzeitigem Nahtschluß.

Eine befriedigende Antwort auf viele noch offengebliebene und ungelöste Fragen hat aber — aufbauend auf den Untersuchungen von BERNSTEIN, DAVIDA, FRÉDÉRIC, MIJSBERG, MAIR und TROITZKY — erst ERDHEIM gegeben. Anhand seiner histologischen Befunde machte er auf zahlreiche Analogien zu dem Längenwachstum der Röhrenknochen und insbesondere auf die einer Epiphysenfuge vergleichbare Funktion der Schädelnähte aufmerksam. Durch die Verknöcherung des während des Wachstums stets sich erneuernden Nahtbindegewebes erfolgt ein Anbau an den Schuppenrändern und somit eine Flächenzunahme der einzelnen Schädelknochen, die als marginales Wachstum bezeichnet wird. Diesem Vorgang entspricht an den Röhrenknochen der Längenzuwachs durch Vermehrung des Knorpelgewebes an der Epiphysenplatte.

Das Dickenwachstum des Schädels kann in etwa mit der periostalen Apposition der Röhrenknochen verglichen werden, da sich nach Abschluß des 1. Lebensjahres an beiden Seiten der fetalen Spongiosa Knochengewebe anlagert, das dann — der Tabula interna und externa entsprechend — im Laufe des Lebens aber noch vielfach umgebaut wird.

Das Flächen- und Dickenwachstum der Schädelknochen allein erklärt die Größenzunahme aber noch nicht hinreichend, da für die Formgestaltung der Kalotte und ihre Anpassung an die cerebrale Oberfläche noch eine Änderung des Krümmungsradius der einzelnen Kalottenanteile erforderlich ist. Dieser Wölbung des Hirnschädels liegt ein Knochenanbau zugrunde, der an der Innenfläche zentral, also in der Wölbungstiefe und an der Außenfläche peripher an den Rändern erfolgt und daher einer „modellierenden Apposition" entspricht.

Die Gesetzmäßigkeiten des Schädelwachstums sind nicht nur von anatomischer, histologischer und anthropologischer Seite untersucht worden, sondern haben auch auf röntgenologischem Gebiet Interesse und Beachtung gefunden. So ist die Entwicklung der Schädelform und der Schädelgröße von Geburt an bis zum Abschluß des Wachstums anhand von 3500 Röntgenbildern aller Altersstufen von ERNST, HÖBLER, A. MARTIN, STILZ und insbesondere von BERGERHOFF untersucht worden.

Die mathematisch-statistische Auswertung der Ergebnisse der gemessenen Strecken und Winkel (Abb. 2) zeigt, daß das Wachstum der einzelnen Winkel und Strecken logarithmischen Gesetzen folgt. Der fast gleichmäßige prozentuale Zuwachs aller Winkel und Strecken führt zur Erhaltung der artspezifischen Form und Größe des Hirnschädels, wobei innerhalb der physiologischen Streubreite aber unendlich viele Variationen möglich und auch vorhanden sind.

Durch signifikante Unterschiede der einzelnen Mittelwerte lassen sich bestimmte Wachstumsperioden innerhalb der einzelnen Altersstufen abgrenzen, die mit den klinischen Erfahrungen gut übereinstimmen.

Besonders auffallend sind einzelne recht konstante Meßgrößen, die in ihren Mittelwerten das ganze Leben hindurch annähernd erhalten bleiben. Es ist dies einmal der Winkel, der im Seitenbild Bregma und Lambda mit dem Tuberculum sellae verbindet und vom 4. Lebensjahr an etwa 68° beträgt. Von gleicher Größe ist durchweg auch der Höhenwinkel γ im Sagittalbild, während der Winkel Nasion—Tuberculum sellae—Basion im Seitenbild mit 132—133° fast stets die Summe der beiden vorher genannten Größen ausmacht.

Des weiteren ist die Längenzunahme der vorderen Schädelgrube durchschnittlich nach dem 3. Lebensjahr bereits beendet und beträgt dann etwa 6 cm.

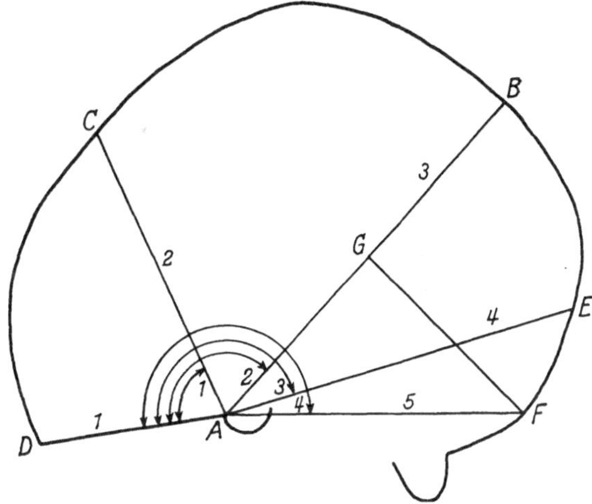

Abb. 2. Angewandte Strecken- und Winkelmaße am seitlichen Übersichtsbild des Schädels zur Untersuchung der Wachstumsvorgänge (nach BERGERHOFF)

Auch die Ausdehnung der hinteren Schädelgrube läßt sich gut verfolgen. Von anfänglich 7 cm steigt der Breitendurchmesser schon im 1. Lebensjahr auf durchschnittlich 9 cm und sehr bald auf 10 cm an, nimmt dann aber bis zum Abschluß des Wachstums nur noch um weitere 2 cm zu. Da auch die Wachstumstendenz in der Längsrichtung hauptsächlich in die ersten Lebensjahre fällt, kommt die Ausweitung der hinteren Schädelgrube schon in der Kindheit im wesentlichen zum Abschluß. Geschlechtsbedingte Unterschiede schließlich werden erst zwischen dem 16. und 19. Lebensjahr sichtbar, wobei die Winkelmeßwerte aber weiterhin kongruent bleiben.

2. Das Verhalten der Schädelnähte

Den Schädelnähten kommt, wie dies schon angedeutet wurde, für das Wachstum des Kopfes große Bedeutung zu; auch tierexperimentelle Arbeiten unterstreichen dies. GIBLIN und ALLEY injizierten Versuchstieren Alizarin und fanden einige Zeit später einen blaßrosa aussehenden Saum neugebildeten Knochengewebes an den Rändern des sonst rotgefärbten Schädelknochens.

LAITINEN brachte bei jungen Katzen mehrere Metallmarken am Schädeldach an. Waren zwei Markierungen auf dem gleichen Knochen befestigt, so änderte sich der Abstand nicht, er vergrößerte sich jedoch, wenn eine Naht zwischen diesen beiden Metallmarken lag. TROITZKY sah, daß sich ein nahe der Naht eingelegter Silberfaden allmählich immer weiter vom Knochenrand entfernte.

Über die Gründe der Nahtbildung sind mehrere Theorien aufgestellt worden. SITSEN führt sie auf bei der Dehnung der Schädelkapsel entstehende Spannungslinien zurück.

Im Gegensatz zu dieser mechanischen Begründung vermutet AICHEL durch Vererbung festgelegte schmale Nahtstreifen. Für diese Auffassung sprechen auch die von v. GUDDEN durchgeführten Versuche am Tier; wenn hierbei ein Stück Knochen einschließlich des

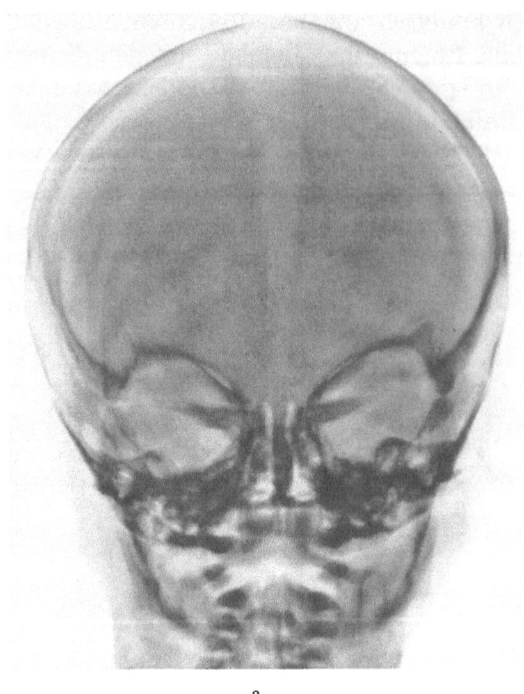

a

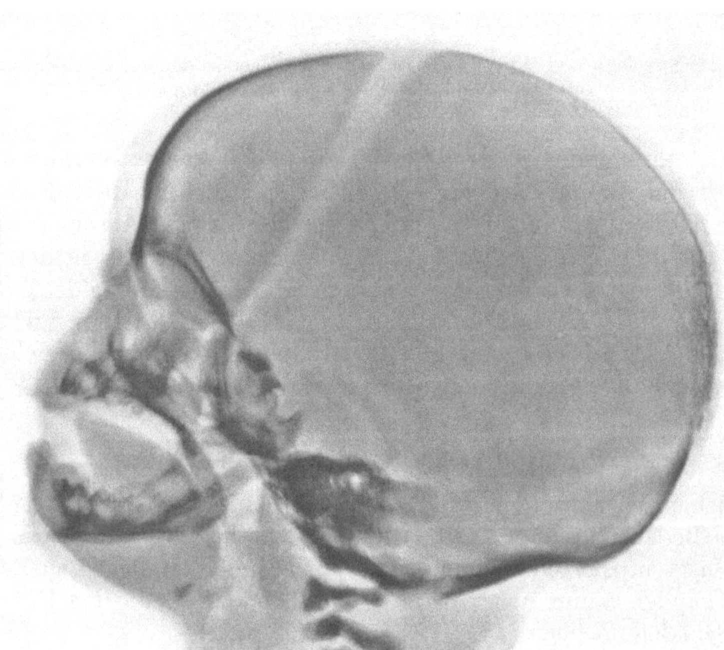

b

Abb. 3a u. b. Sagittale und seitliche Aufnahme eines Neugeborenenschädels mit physiologischen Nahtspalten; keine Zähnelung an den Nahträndern *

* Für die Überlassung der Abb. 3a und b, 4, 5a und b, 6a und b, 50, 61a und b und 62a--c möchten wir dem Direktor der Universitäts-Kinderklinik, Herrn Prof. Dr. BENNHOLDT-THOMSEN, sehr herzlich danken.

Nahtbindegewebes ohne Verletzung der Dura entfernt wurde, so kam es an gleicher Stelle wieder zur Nahtbildung, die jedoch ausblieb, wenn gleichzeitig die Gehirnhaut mit abgelöst wurde. Der sichtbare Nahtspalt besteht aus dem Nahtbindegewebe, dessen histologisches Bild sich während des Wachstumsablaufes ändert. Im Säuglings- und Kindesalter erneuert sich das zellreiche und von Gefäßen durchsetzte Nahtbindegewebe ständig. Die zu Bündeln zusammengefaßten neugebildeten Bindegewebsfasern, die den Halt zwischen Naht und Knochen gewährleisten, werden als Sharpeysche Fasern an den Schuppenrändern angelagert, umgebaut und durch reifen Knochen ersetzt. Je mehr die Größenzunahme des Schädels aber zum Abschluß kommt — nach SITSEN genügt nach den ersten beiden Wachstumsphasen eine 1 mm breite Knochenanlagerung an jeder Naht pro Jahr für die dann noch erforderliche Größenzunahme des Schädelinnenraumes —, um so langsamer

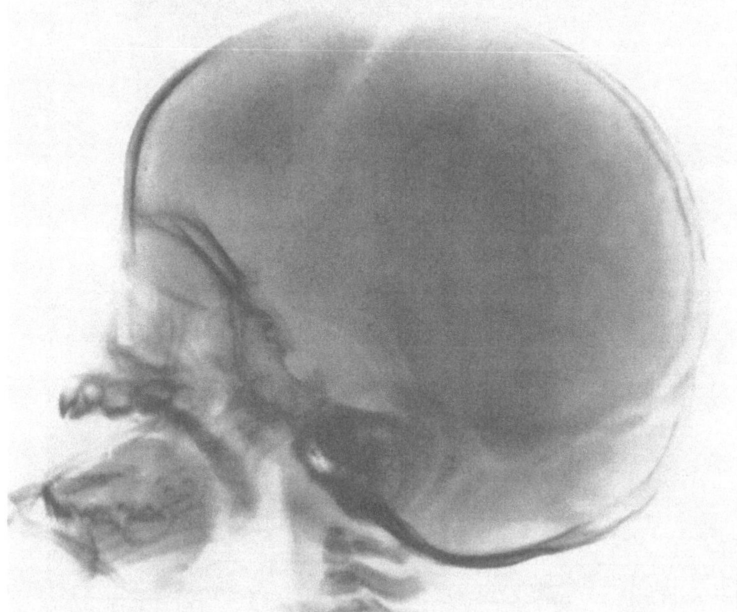

Abb. 4. Seitliche Aufnahme eines 7 Monate alten Säuglings. Glatte, z. T. wellige Begrenzung der Sutura coronalis und lambdoidea (Harmonia)

geht die Regeneration der Nahtsubstanz vor sich. Das Nahtbindegewebe zeigt dann eine zunehmende Zellverarmung, die einzelnen Faserbündel sind zarter und auch die Zahl der Gefäße ist reduziert. Die Festigkeit der Naht wird nun nach BERNSTEIN und ERDHEIM mehr und mehr durch die sich verschränkenden Nahtzähne übernommen.

Röntgenologisch stellt sich dieser Ablauf folgendermaßen dar: Beim Neugeborenen (Abb. 3a und b) sieht man zwischen den einzelnen Knochenschuppen noch relativ breite Spalten, die nach den Untersuchungen von HENDERSON und SHERMAN bei 100 gesunden Neugeborenen im Bereich der Sagittalnaht eine Distanz von 3 bis zu 17 mm aufweisen können und an der Coronar- und Lambdanaht zwischen 1,5 und 11 mm schwanken.

Eine Erklärung ist für diese doch recht erhebliche Differenz, die zwar als normal angesehen werden muß, bei anatomischen Untersuchungen aber fehlt (SITSEN), bisher nicht gegeben worden. In den dann folgenden Monaten nähern sich die Knochenränder bis zu einem recht konstanten Abstand von 1—2 mm. Die Ränder der Nahtspalten sind zu diesem Zeitpunkt noch glatt oder leicht wellig konturiert und werden als Harmonia bezeichnet. Vereinzelt sind aber auch schon kurz nach der Geburt zackig begrenzte Nahtstellen zu sehen (Abb. 4). Mit der Ausbildung der Diploe und der Trennung in die Tabula externa und interna gegen Ende des 1. Lebensjahres ändert sich das Aussehen der Nähte. An der *äußeren* Knochentafel kommt es zu einer Zähnelung, die nach dem

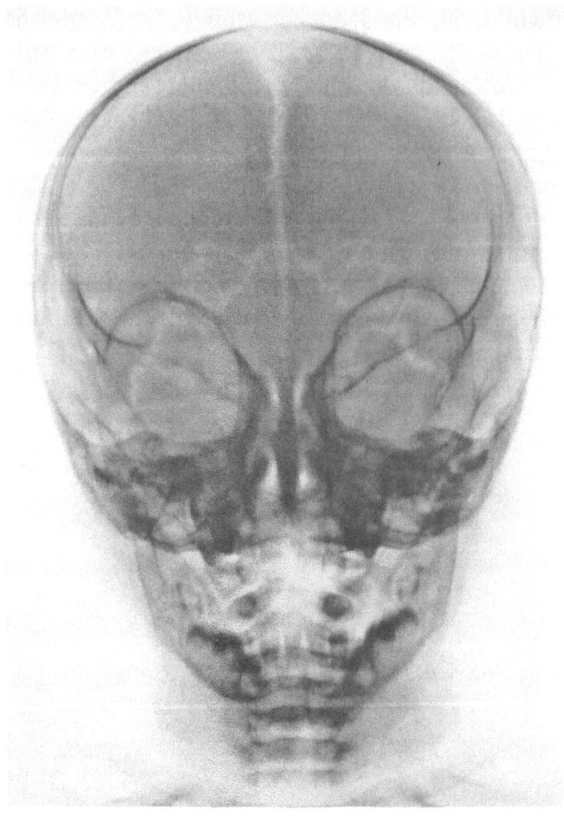

a

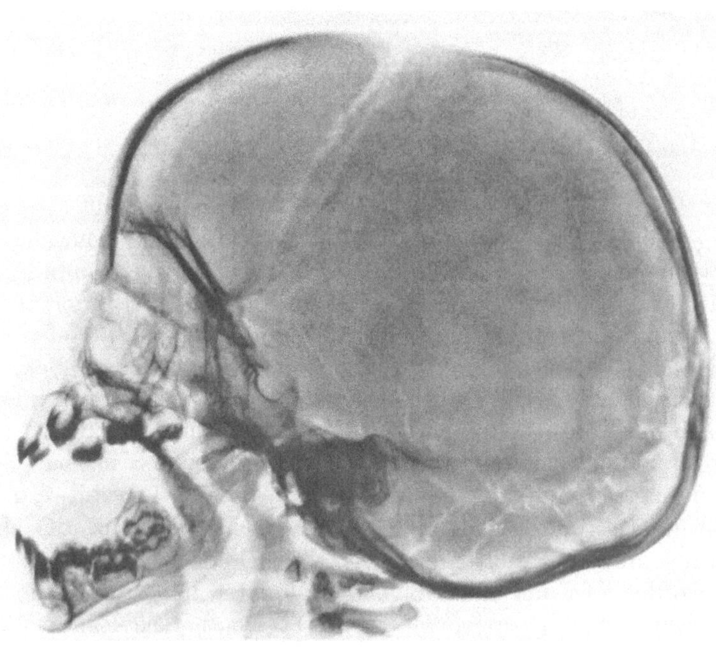

b

Abb. 5a u. b. Sagittale und seitliche Aufnahme eines knapp 1 Jahr alten Kindes. Wellige Kontur der Pfeilnaht, Zähnelung an der Kranz- und Lambdanaht. Der Abstand der Nahtränder in Höhe der großen Fontanelle ist in diesem Alter nicht pathologisch

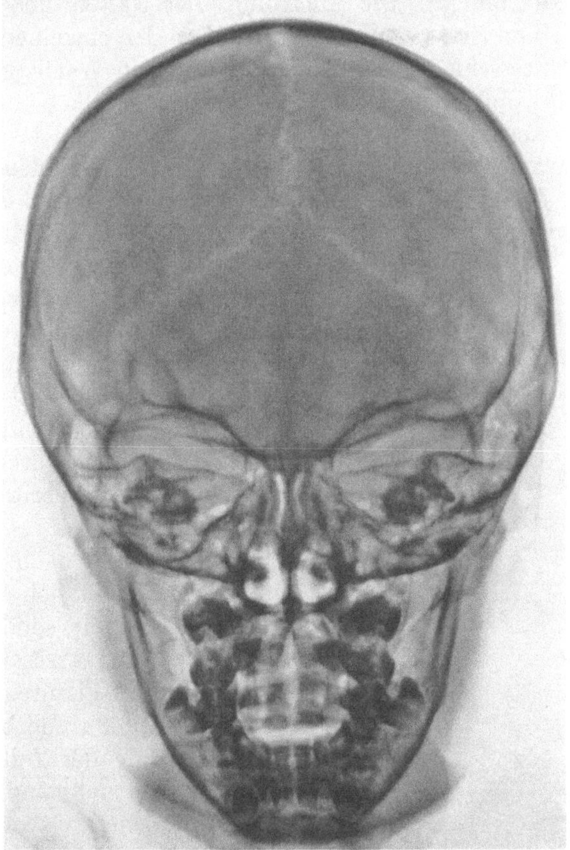

a

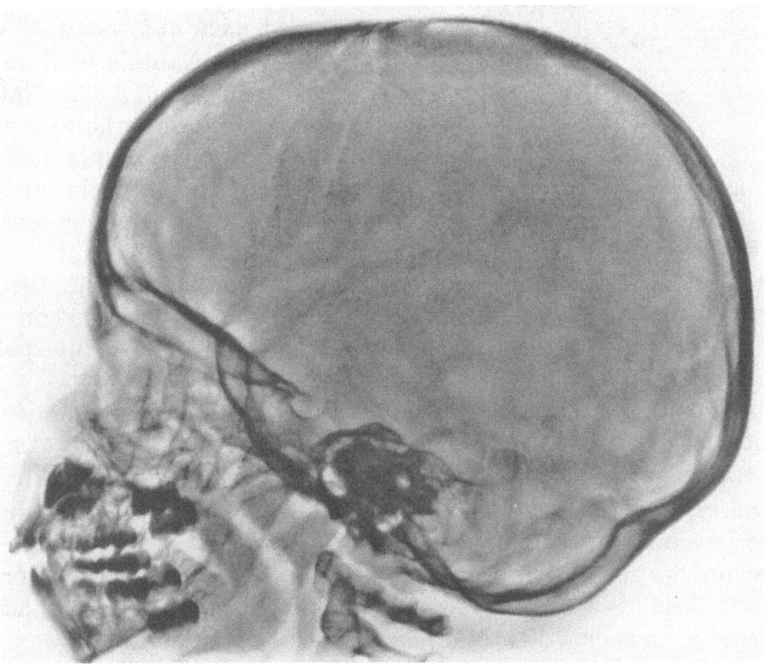

b

Abb. 6a u. b. Normales Nahtbild eines dreijährigen Kindes. Der Nahtspalt ist nach dem Fontanellenschluß auch im Bereich des Bregma schmal

1. Lebensjahr schon gut zu erkennen ist (Abb. 5a und b) und sich bis zum 3. Lebensjahr voll entwickelt (Abb. 6a und b). Die Anordnung der Nahtzacken zeigt, wie die Untersuchungen von BROCA und SITSEN ergaben, sowohl an den einzelnen Nähten als auch von Schädel zu Schädel Unterschiede. Im Laufe des weiteren Wachstums werden die Nahtzacken länger und die Spitzenanteile lagern vermehrt Kalk ein. Diese wie ein Band imponierende Nahtzackensklerose wechselt in ihrer Breite und beginnt durchschnittlich im 7.—14. Lebensjahr; sie darf nicht als Zeichen einer beginnenden Nahtobliteration aufgefaßt werden, da sie auf die Nahtverknöcherung ohne Einfluß ist (Abb. 7). Wodurch die Bildung der Nahtzähne ausgelöst wird, ist bisher nicht entschieden. Diskutiert werden die sog. Nahtlinienbewegungen (THOMA), die durch die Pulsation des Gehirns gegen die Schädelwand, äußeren Muskel- und Bänderzug und die Bewegungen des Kopfes zustande kommen sollen. HAAS vermutet genbedingte Beziehungen, da bei den Tieren die Nahtzacken teilweise fehlen. SITSEN denkt mehr an einen durch Druck erfolgenden Abbau der an der Innenseite entstehenden Randunregelmäßigkeiten.

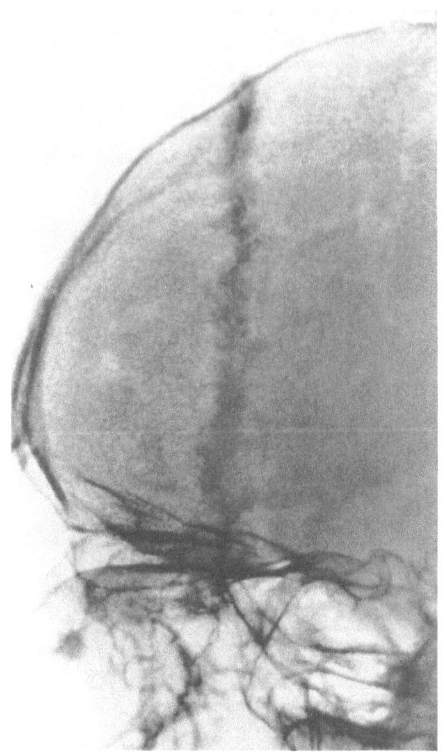

Abb. 7. Nahtzackensklerose an der Sutura coronalis bei einem 14 Jahre alten Patienten (physiologischer Befund)

Der *innere* Nahtspalt behält seine glatte Begrenzung bei; er deckt sich aber nicht immer mit dem äußeren Nahtspalt, sondern kann ihn kreuzen oder parallel zu ihm verlaufen, so daß mitunter Verwechslungen mit Fissuren im Bereich der Möglichkeit liegen (Abb. 8a und b).

Wenn im Laufe der Zeit die Neubildung des Nahtbindegewebes mehr und mehr nachläßt, überwiegt der Verknöcherungsvorgang. Der Nahtspalt wird schließlich ganz überbrückt und die von der Naht ausgehende Wachstumsmöglichkeit ist beendet und kann auch bei der intrakraniellen Drucksteigerung nicht mehr aufgenommen werden.

Als Ursache der Nahtobliteration werden von THOMA die Behinderung der Nahtlinienbewegungen, von SITSEN wiederholte kleine Traumen in Nahtnähe und von LÖSCHKE und WEINNOLDT die Verminderung des intrakraniellen Druckes nach Abschluß des Hirnwachstums bei gleichbleibendem äußeren Druck angenommen. Mehr Wahrscheinlichkeit besitzt unserer Ansicht nach aber die Erklärung von ERDHEIM, FRÉDÉRIC und HAAS, die in der Nahtobliteration einen analogen Vorgang zu dem Abschluß des Wachstums an den Röhrenknochen sehen, indem die anlagebedingte und vorbestimmte Wachstumspotenz zur Zeit der Obliteration aufgebraucht ist.

Nach den anatomischen Untersuchungen setzt die Obliteration der Nähte in der Mehrzahl der Fälle erst im 3. Jahrzehnt ein, jedoch fanden BOLK und v. LENHÓSSEK bei Schädeln des Kindes- und Jugendalters in etwa 4% der Fälle an den Schädelhauptnähten bereits einzelne synostosierte Stellen, eine Feststellung, die auch LÖSCHKE und WEINNOLDT, SITSEN sowie ENCKE bestätigen konnten.

Da der Beginn, der zeitliche Ablauf und auch die Reihenfolge der Obliteration an den einzelnen Nähten keine bestimmten Gesetzmäßigkeiten erkennen lassen, kann auch das Alter eines Menschen aus dem Nahtbild nicht abgelesen werden.

Die Beurteilungsmöglichkeit des jeweiligen Obliterationsstadiums ist röntgenologisch sehr eingeschränkt, da sich die Internanaht, die im allgemeinen nur im Pfeil-, Stirn- und Kranznahtbereich zu erkennen ist, bereits im 2. Dezennium nur noch in 16% der Fälle darstellt (Felsch) und sich daher alle Aussagen überwiegend auf die Externanaht beziehen. Dies ist auch der Grund für die von anatomischer, klinischer und röntgenologischer Seite so unterschiedliche Deutung der Nahtverhältnisse; besteht beispielsweise ein Verschluß der Tabula interna bei noch offener Tabula externa, so entspricht dies anatomisch einer teilweisen Synostose, während dieselbe Naht klinisch als geschlossen und röntgenologisch als noch offen bezeichnet wird. Es ist daher von Haas u. a. empfohlen worden, röntgenologisch nur dann von einer offenen Naht zu sprechen, wenn noch beide Nahtspalten nachweisbar sind, sich sonst aber eines Urteils zu enthalten oder sich auf eine Aussage über die Externanaht zu beschränken.

Schließlich sind noch die Besonderheiten einzelner Nähte kurz zu erwähnen. Durch die paarige Anlage des os frontale bildet sich die Stirnnaht — auch Sutura metopica genannt — aus, die aber gewöhnlich schon im 2.—3. Lebensjahr obliteriert, in 3—9% der Fälle (van Acken, Bolk, Felsch, Haas, Wanke und Diethelm) aber länger bestehen bleibt und dann im allgemeinen zusammen mit den Schädelhauptnähten verknöchert.

Occipital ist in den ersten Lebensjahren die noch unvollständige Verschmelzung der einzelnen Abschnitte des Hinterhauptsbeines zu berücksichtigen. Beiderseits lateral stellt sich die Sutura mendosa als 1—3 cm langer und 0,5—1 mm breiter, zunächst glatter und später leicht gezähnelter Spalt dar. Ihr Verschluß ist in 45% der Fälle bis zum 4. Lebensjahr vollzogen. Beim Neugeborenen und Säugling ist ferner der im seitlichen Bild konstant sichtbare 5—6 mm breite Spalt der Synchondrosis interoccipitalis posterior zu beachten (Abb. 9), der nicht selten als Fraktur mißdeutet wird. Sie verschmälert sich beim Kleinkind

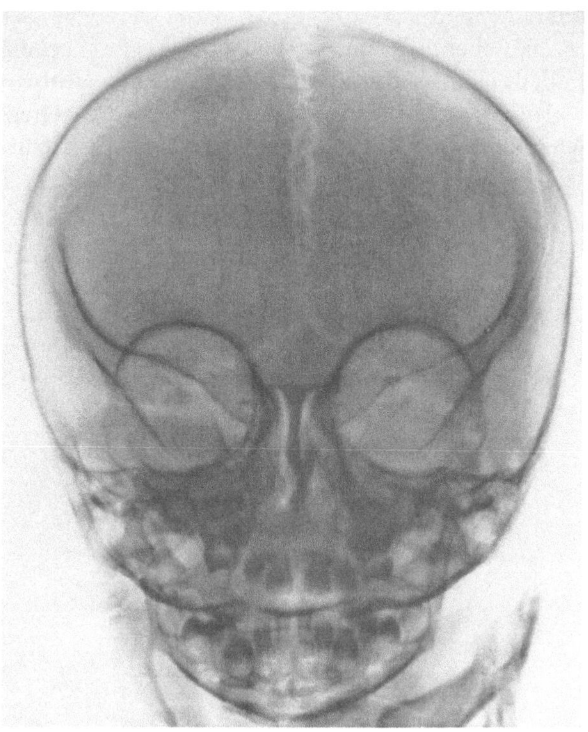

a

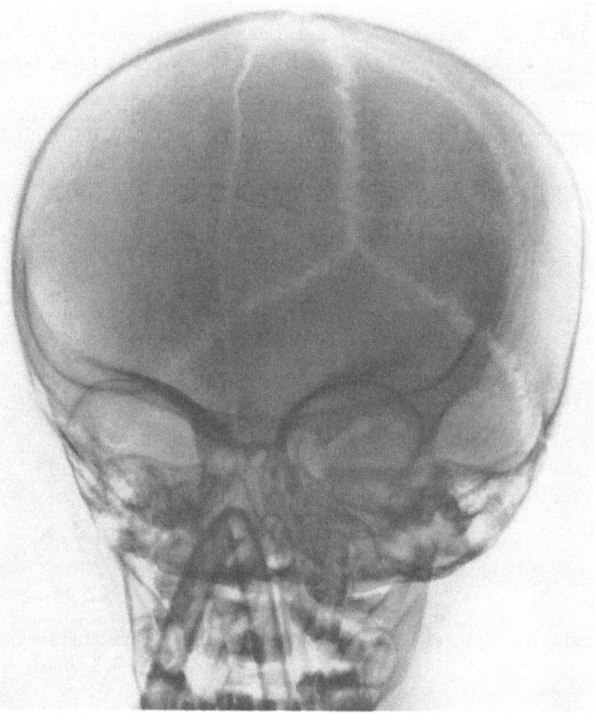

b

Abb. 8a u. b. 18 Monate altes Kind. Parallel zur Sagittalnaht verlaufende Aufhellungslinie (a), die einer frontal gelegenen Fraktur entsprach (b)

zu einer nahtähnlichen Linie und verknöchert meist zwischen dem 2. und 4. Lebensjahr.

Die ebenfalls im seitlichen Bild gut erkennbare Synchondrosis sphenooccipitalis schließt sich bis etwa zum 17. Lebensjahr (Abb. 10).

Die Ossa suturalia oder auch Schaltknochen genannt, sind für das Wachstum des Schädels ohne Bedeutung und als Variante anzusehen.

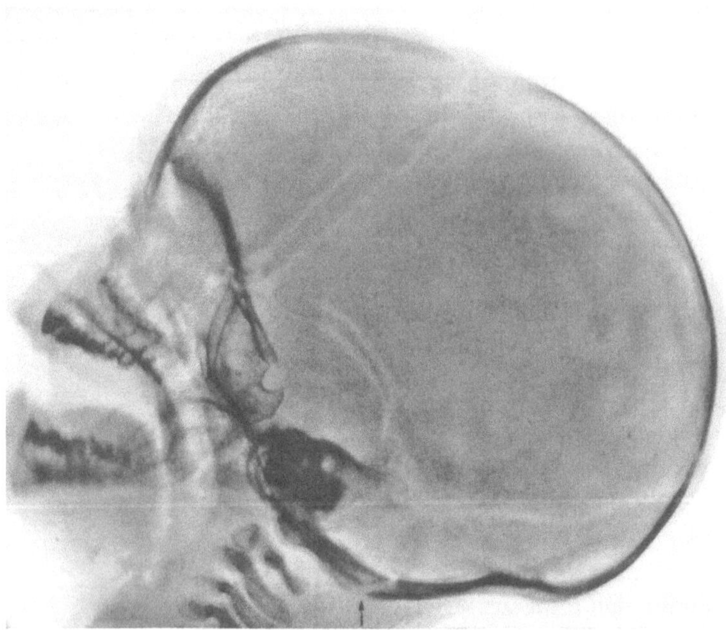

Abb. 9. $3^1/_2$ Monate altes Kind. Der Pfeil kennzeichnet die Synchondrosis interoccipitalis posterior; sie schließt sich bis zum 4. Lebensjahr

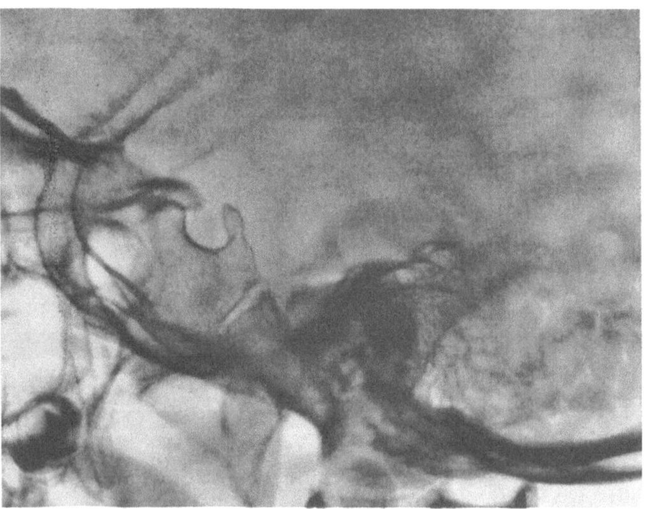

Abb. 10. Synchondrosis sphenooccipitalis bei einem achtjährigen Kind; physiologischer Schluß bis zum 17. Lebensjahr

3. Die Entwicklung der Impressiones digitatae

Die Mitteilung, daß an der Innenseite des Schädels Einbuchtungen und leistenartige Vorsprünge — Impressiones digitatae und Juga cerebralia genannt — entstehen, findet man schon in dem von VESALIUS 1555 herausgegebenen Buch: De humani corporis fabrica.

Die Annahme, es handele sich hierbei um den Abdruck der Hirnwindungen, wird auch heute meist noch als zutreffend angesehen.

Gipsausgüsse der leeren Schädelhöhle (Spatz und Stroescu 1934, Joset 1955), durch Bohrlöcher ins Gehirn eingeführte Holzstifte (Ecker 1876), Fensterschnittverfahren (Turner 1874, zit. nach Seiferth) sowie Gefrier- und Injektionsmethoden mit anschließender Fixation und Zersägung des Schädels (Heffter 1873, Symington 1903) bestätigten, daß die Impressiones digitatae Abdrücken der Hirnwindungen entsprechen und die Juga cerebralia mit den Gehirnfurchen übereinstimmen.

Den genaueren Verteilungstyp der fingerförmigen Eindrücke hat besonders Smith-Agreda an 400 Schädeln zu bestimmen versucht. Danach sind die Impressiones digitatae nur im vorderen Abschnitt der vorderen Schädelgrube stark ausgeprägt, während sie in deren hinterem Anteil, dem das Rhinencephalon aufliegt, und an der aufsteigenden Frontalschuppe fehlen. Ein weiterer Prädilektionsort für Windungsabdrücke stellt der Bereich des Gyrus temporalis inferior in der mittleren Schädelgrube dar; dagegen sind in der hinteren Schädelgrube nur geringe Vertiefungen vorhanden. Weitere impressionsfreie Stellen finden sich unter den Basalzisternen und dem Hirnstamm und vor allem an den über dem Gyrus prae- und postcentralis, dem Gyrus frontalis superior und Lobus parietalis superior gelegenen Kalottenabschnitten. Da die Ergebnisse mit den Beobachtungen von Vesalius übereinstimmen, wird dieser Verteilungstyp der Impressiones digitatae auch als Normaltyp oder Vesalscher Typ bezeichnet.

Über die Entstehung der Impressiones digitatae sind zahlreiche, z. T. sich widersprechende Ansichten geäußert worden, die sich in phylo- und ontogenetische sowie mechanisch begründbare Ursachen unterteilen lassen und in ihren wesentlichen Zügen kurz wiedergegeben werden sollen.

Verfechter der phylo- und ontogenetisch bedingten Genese der Impressiones digitatae ist vor allem Spatz, der 1937 eine Evolutionshypothese bekanntgab, die auf Grund entwicklungsgeschichtlicher Untersuchungen besagt, daß nur bestimmte prominente Hirnteile die Fähigkeit zur Impression an der Schädelinnenseite besitzen. Der Grad der Impression hängt danach von dem Ausmaß der noch bestehenden Propulsion ab. Die tiefen Impressiones digitatae an der vorderen und mittleren Schädelgrube entsprechen somit der stärkeren Propulsion der anliegenden basalen Rinde, während das Fehlen der Impressiones digitatae an Teilen des Schädeldaches mit der hier verlorengegangenen Propulsion der schon voll ausgebildeten Hirnrinde erklärt wird.

An mechanischen, zur Entwicklung der Impressiones digitatae führenden Gründen sind mehrere Theorien bekannt geworden. F. W. Müller und Erdheim äußerten die Ansicht, daß die Arachnoidea in den scheitelnahen Abschnitten des Gehirns nur wenig, im Basisbereich hingegen stärker gewellt sei und tiefer in die Furchen eindringe, so daß eigentlich die Juga cerebralia und die Impressiones digitatae die Niveaudifferenzen der Arachnoidea wiedergäben bzw. deren negativen Abdruck widerspiegelten.

Schwalbe glaubt, die Impressiones digitatae auf eine durch den Druck der anliegenden Hirnwindungen ausgelöste Knochenresorption oder mangelnde Knochenanlagerung zurückführen zu können.

Schüller, Köhler und Zimmer bringen die physiologisch betonte Ausbildung der Impressiones digitatae im Kindesalter mit dem raschen Wachstum des Gehirns in Verbindung, eine These, die sich mit der Ansicht von Reichardt und Böning über den Spielraum des Gehirns in Einklang bringen läßt. Der freie Raum zwischen Schädelkapsel und Gehirn ist nämlich infolge der raschen Volumenzunahme des Schädelinhaltes im Kindesalter am geringsten und erreicht erst gegen Abschluß des Wachstums eine dann bis zum 3.—4. Jahrzehnt anhaltende größere Konstanz.

Die von Franke und Fick (zit. nach Löschke u. Weinnoldt) als Erklärung herangezogene pulssynchrone Klopf- und Hämmerwirkung des Gehirns in der *Systole* wird wiederum von Löschke und Weinnoldt sowie Schoenmackers und Dirks abgelehnt, die in Parallele zu durch die Aorta hervorgerufenen Druckusuren an der Vorderseite der

Brustwirbel in einer *diastolisch* konstant vorhandenen Druckerhöhung die Ursache für eine umschriebene Knochenatrophie sehen.

Wiegand und Macaulay wenden gegen diese rein mechanischen Faktoren ein, daß die weichen Hirnwindungen durch die Dura hindurch in dem harten Knochen unmöglich einen derartigen Effekt hervorrufen können, zumal bei einer intrakraniellen Drucksteigerung die Hirnwindungen abgeplattet und verstrichen, die Impressiones digitatae hingegen vertieft seien.

Erdélyi weist deshalb auch besonders auf die Funktion der Diploe hin; wenn die Lamina interna dem Druck nachgebe, werde die Diploe komprimiert und verschmälert; dies habe dann eine Ernährungsstörung des Knochens zur Folge, die wieder die Usur der

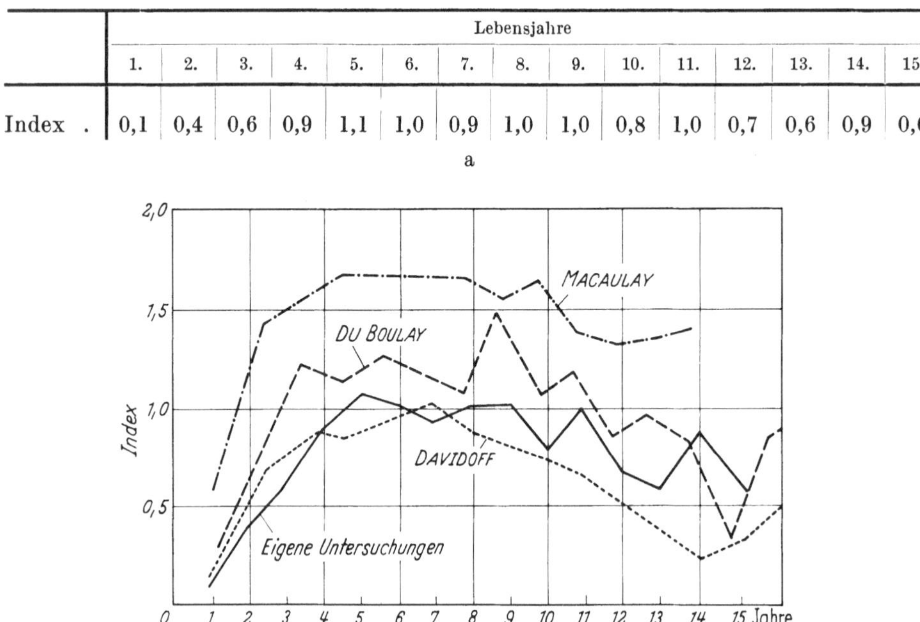

	Lebensjahre														
	1.	2.	3.	4.	5.	6.	7.	8.	9.	10.	11.	12.	13.	14.	15.
Index .	0,1	0,4	0,6	0,9	1,1	1,0	0,9	1,0	1,0	0,8	1,0	0,7	0,6	0,9	0,6

a

b

Abb. 11. a Indexberechnung der Impressiones digitatae nach der Methode von Du Boulay bei 127 normalen Schädeln des Kindes- und Jugendalters. b Gegenüberstellung der von verschiedenen Autoren ermittelten Indices bei gesunden Kindern in Abhängigkeit vom Alter

Tabula interna begünstige. Diese Abhängigkeit der Ausprägung der Impressiones digitatae von der Kalottendicke und Breite der Diploe bestätigen auch Caffey, Eickhoff, Landau, Schinz und Weickmann.

Wenn die den Impressiones digitatae zugrunde liegende Ursache auch noch auf Meinungsverschiedenheiten stößt, die histologisch sich abspielenden Vorgänge sind hinreichend geklärt. Ähnlich der schon erwähnten modellierenden Apposition nach Erdheim verschieben sich die Knochenlamellen des Endocraniums gegeneinander und lagern sich an den einzelnen Stellen des Schädels in unterschiedlicher Zahl ab, so daß ohne Knochenabbau Kuppen und Vertiefungen entstehen (Erdheim, Fényes, R. Mair).

Durch den Vergleich von Röntgenaufnahmen einzelner Altersstufen läßt sich die Entwicklung der Impressiones digitatae gut verfolgen. Im 1. Lebensjahr sind sie nach Seiferth noch nicht zu erkennen. Davidoff dehnt diesen Zeitraum sogar auf 18 Monate aus und Caffey fand meist erst mit dem Schluß der großen Fontanelle, also zwischen 18 und 24 Monaten die ersten sichtbar werdenden Impressiones digitatae. Ob die von Psenner geäußerte Ansicht zutrifft, daß bei in Kopflage geborenen Kindern am Scheitelbein schon Impressionen vorhanden sein können, vermögen wir mangels eigener Erfahrungen nicht zu beurteilen.

Nach diesem Zeitraum — darin stimmen alle Autoren überein — werden die Impressiones digitatae zunehmend deutlicher und erreichen ihre größte Intensität nach DAVIDOFF, DU BOULAY, MACAULAY und SEIFERTH im 4.—5. Lebensjahr. Bis zum 9. (DAVIDOFF und MACAULAY), 10. (DU BOULAY) oder 11. (SEIFERTH) Lebensjahr bleibt dieses Stadium in etwa erhalten, ehe die fingerförmigen Eindrücke eine wieder rückläufige Entwicklung erkennen lassen (Abb. 11a und b), so daß das Innenrelief des Schädels mit Abschluß des Wachstums nur noch angedeutete Erhebungen und Vertiefungen aufweist. Diese röntgenologischen Befunde stimmen mit den von SMITH-AGREDA beschriebenen anatomischen Ergebnissen überein, so daß das Röntgenbild das Ausbildungsstadium und den Stärkegrad der Impressiones digitatae zu verfolgen und zu beurteilen erlaubt.

Unter normalen Verhältnissen nimmt die Intensität der Impressionen von parietal, frontal und temporal nach occipital hin zu, d. h. die fingerförmigen Eindrücke sind nach übereinstimmenden Angaben in der Scheitelgegend am geringsten ausgeprägt. Dieser Befund bestätigt wiederum die Evolutionstheorie von SPATZ, entspricht aber ebenfalls den Ansichten von F. W. MÜLLER und ERDHEIM über die unterschiedliche Dicke und Fältelung der Arachnoidea in den einzelnen Arealen.

Über die Ermittlung des Stärkegrades der Impressiones digitatae s. S. 18.

4. Das normale Bild der Sella turcica

Form und Größe der Sella turcica ändern sich im Laufe des Wachstums und insbesondere während der frühkindlichen Entwicklung. Bei Neugeborenen ist der Türkensattel noch wenig differenziert; die Pneumatisation des Keilbeinkörpers fehlt; das Sellalumen sieht rundlich oder muldenförmig aus (KLÖPPNER, GEFFERTH); da die hinteren Klinoidfortsätze ihrer zunächst knorpeligen Anlage wegen nicht schattengebend sind, wirkt das Dorsum sellae kurz und plump und der Sellaeingang erscheint relativ weit (Abb. 12).

Dieser Zustand wandelt sich in den 3—4 folgenden Jahren. Die hinteren Klinoidfortsätze sind bis zu diesem Zeitpunkt im allgemeinen ossifiziert (Abb. 13), so daß sich nun der gesamte Umriß der Sattellehne abhebt (LE COULM, GEFFERTH, KLÖPPNER u. a.). Vorwiegend wegen der zunächst noch fehlenden Erkennbarkeit der hinteren Klinoidfortsätze zeigt das Sellaprofil in den ersten 3 Jahren oft ein fast schüsselartiges Aussehen (GORDON und BELL), ehe sich dann mehr und mehr die endgültige Form entwickelt.

UNTERBERG fand bei der Auswertung von über 800 Aufnahmen gesunder Kinder bis zum 14. Lebensjahr sieben Varianten des Sellaprofils, unter denen allerdings die halbkreisförmige (245 Fälle) und die ovale Form (300 Fälle) deutlich überwogen. Diese Unterschiede im Umriß des Hypophysenlagers sind, wie die Befunde von H. O. MARTIN — dessen Ergebnisse sich vor allem auf den Vergleich von Familienangehörigen beziehen — und auch von CARSTENS, GEFFERTH und UNTERBERG ergaben, auf erbbedingte Einflüsse zurückzuführen, so daß sich das einmal vorhandene Profil im Laufe des Lebens nicht mehr wesentlich ändert, sondern nur weiter entwickelt. Eine in der Kindheit oval, länglich oder rund geformte Sella turcica wird dieses Aussehen demnach auch im späteren Lebensalter beibehalten.

Untersuchungen über die Flächen- und Volumenzunahme der Sella turcica im Vergleich zur jeweiligen Körpergröße, dem Gewicht und Schädelumfang der Patienten erbrachten keinen Anhalt für wechselseitige Beziehungen; vielmehr bestätigte sich die Annahme, daß das selläre Wachstum unabhängig von anderen Faktoren und Größen erfolgt. Nur STUART ist der Ansicht, daß eine Abhängigkeit zwischen der Zunahme des Kopfumfanges und der Vergrößerung der Sellafläche, nicht aber zwischen Schädel- und Sellaform bestehe.

Geschlechtsbedingte Unterschiede der Sellagröße sind in den ersten beiden Lebensjahren nur von SARTORIUS und SCHULZE gesehen worden. Bei den eingehenden Studien und Vergleichsuntersuchungen von SILVERMAN bei 168 Knaben und 152 Mädchen zeichneten sich dagegen erst durch die Pubertät erklärbare Wachstumsunterschiede ab, die bei den Jungen zu einer etwa 2—3 Jahre später beginnenden, dafür aber rascheren Größenzunahme führten als bei den Mädchen, ehe es gegen Ende des Wachstums wieder zueinander sich angleichenden Werten kam.

Im Gegensatz zu früheren Untersuchungen, die das auf die Pubertät zu beziehende Wachstum etwa mit 13—15 Jahren veranschlagten, beginnt nach BERGERHOFF dieses Stadium schon mit 11 Jahren. Darin darf vielleicht von röntgenologischer Seite her ein Hinweis für die von BENNHOLDT-THOMSEN vertretene Auffassung gesehen werden, daß der Beginn der Pubertät auf Grund der allgemein zu beobachtenden Acceleration auf einen früheren Zeitpunkt zu legen ist, als dies noch vor wenigen Jahrzehnten geschah.

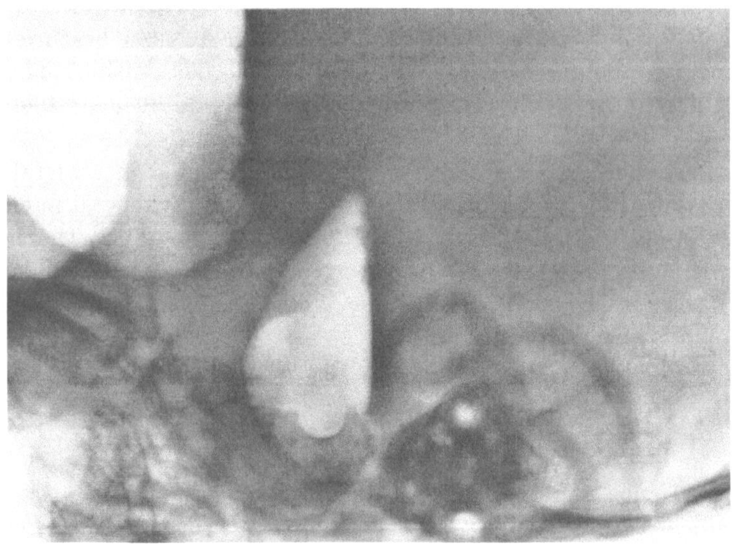

Abb. 12. Normales Sellaprofil eines $4^1/_2$ Monate alten Säuglings (Ventrikelerweiterung infolge eines Hydrocephalus hypersecretorius)

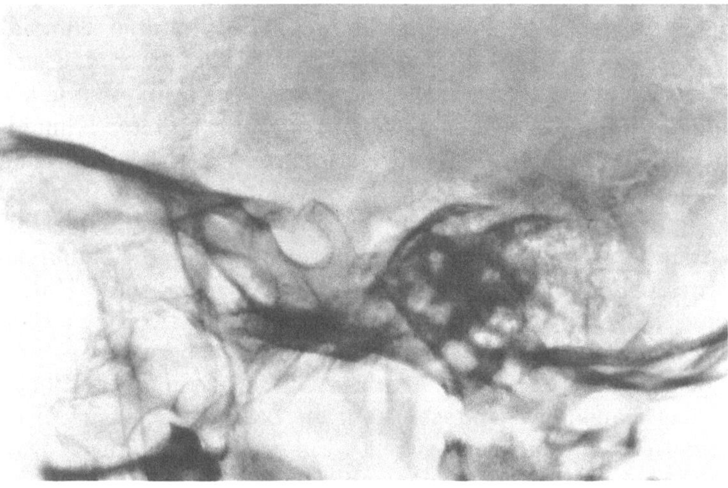

Abb. 13. Normal entwickelte Sella turcica eines vierjährigen Kindes

Das röntgenologische und klinische Interesse bei der Größenbeurteilung der Sella turcica galt neben diesen vergleichenden Untersuchungen aber auch besonders den Wachstumsvorgängen in Abhängigkeit vom Alter der Kinder und Jugendlichen, da eine über die Norm hinausgehende Ausweitung des Hypophysenlagers für die Diagnose intrakranieller Erkrankungen oft mit von wesentlicher Bedeutung ist.

Messungen, die GEFFERTH bei 24 Frühgeburten des 6.—9. Embryonalmonats durchführte, zeigten bereits eine Differenz der Sellaprofilfläche von 5—12 mm^2; die Weite des Sellaeinganges schwankte zwischen 2,5 und 6 mm, die der Tiefenausdehnung zwischen 2 und 3,5 mm. Die von KLÖPPNER im seitlichen Bild planimetrisch ermittelte Fläche der Sella bei 20 gesunden Neugeborenen ergab geringere Größenunterschiede; die Differenz betrug äußerstenfalls 7 mm^2. Nach der Geburt nimmt die Größe des Sellalumens, besonders im 1. Lebensjahr rasch und deutlich zu und auch bis zum 3. Lebensjahr (SILVERMAN) läuft ein noch verhältnismäßig gut erkennbarer Wachstumsschub ab, der nach KOVÁCS aber im Gegensatz zur ersten, in allen Durchmessern gleichmäßigen Ausweitung, mehr die Längsausdehnung betrifft. In der sich dann anschließenden Periode bis zur Pubertät ändert sich die

Größe nur wenig (DAVENPORT u. RENFROE), um dann bis zum Abschluß des Wachstums nochmals gering zuzunehmen, so daß die Fläche des Hypophysenlagers nach KOVÁCS insgesamt etwa das Zehnfache ihrer ursprünglichen Größe erreicht.

(Methode der Größenbestimmung und normale Maße der Sella turcica in den einzelnen Altersstufen s. S. 20 u. 21.)

II. Die intrakranielle Drucksteigerung

1. Entstehung der intrakraniellen Drucksteigerung

Jede intrakranielle Drucksteigerung beruht auf einer Zunahme des Volumens des Schädelinhaltes über das physiologische Maß hinaus. Entwickelt sich daher ein Tumor, entsteht eine Blutung, eine Cyste, ein Absceß, oder sind die abführenden Liquorwege aus

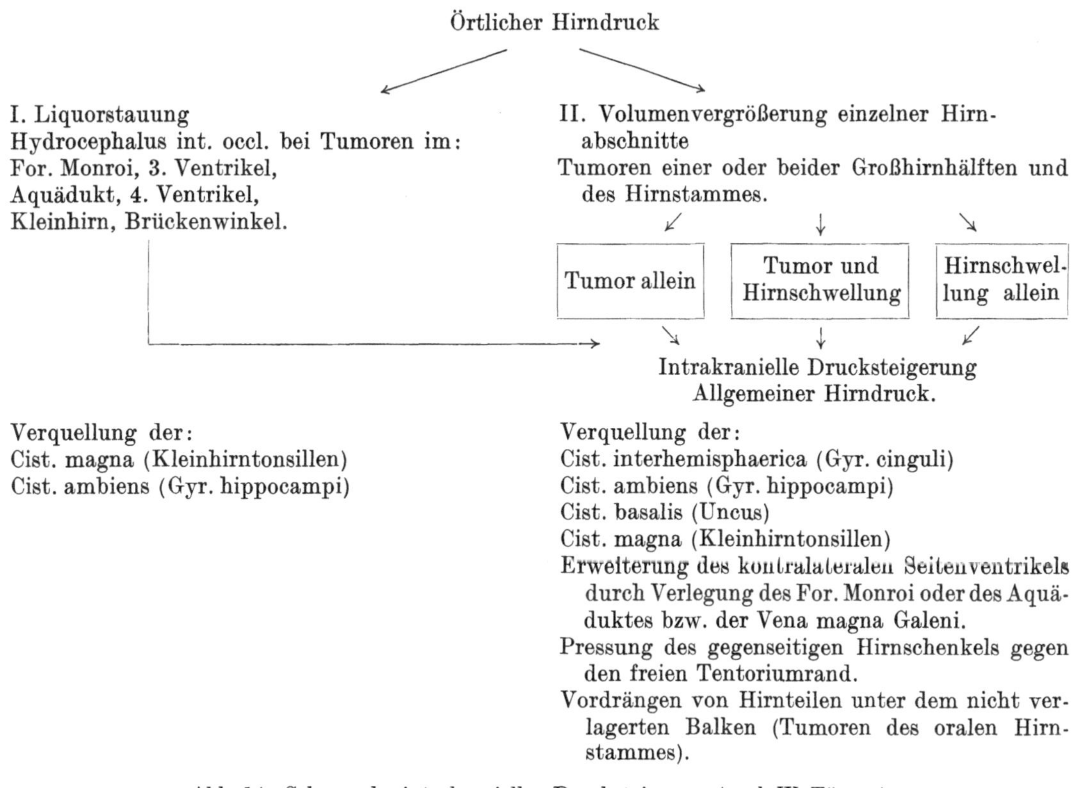

Abb. 14. Schema der intrakraniellen Drucksteigerung (nach W. TÖNNIS)

anderer Ursache verlegt, so genügt die Kapazität des zur Verfügung stehenden Schädelinnenraumes nicht mehr, da sowohl der Liquor als auch die Blutflüssigkeit und das in einem gelartigen Zustand befindliche Hirn nur sehr beschränkt ausweichen und auf Grund ihres Aggregatzustandes auch nicht komprimiert werden können.

In welcher Form und Zeit die Volumen- und Druckvermehrung vor sich geht, hängt von der Art und Lage des raumfordernd sich auswirkenden Prozesses ab (Abb. 14).

Eine lokale Substanzzunahme bei einem Großhirntumor wird stumm bleiben, solange der Vorgang durch den vorhandenen Reserveraum ausgeglichen werden kann. Sodann greift die Drucksteigerung aber — von Ausnahmen abgesehen — auf die ganze Hemisphäre über und es entstehen durch die Kompression der Venen und die durch den Tumor hervorgerufene Stoffwechsellage Ödem und Schwellung. Im weiteren Verlauf kommt es zu einer Verlagerung von Hirnteilen, der sog. Massenverschiebung, die wiederum mit einer Verlegung eines Teiles der inneren und äußeren Liquorräume verbunden sein kann.

Bei einem Tumor der hinteren Schädelgrube, der den Ausgang des 4. Ventrikels blockiert und damit eine Abflußbehinderung des Liquors auslöst, steht die Drucksteigerung infolge eines Hydrocephalus occlusus im Vordergrund, während die Lokalsymptome an Bedeutung zurücktreten. Das gleiche gilt für eine angeborene oder auf Grund entzündlicher Vorgänge erworbene Passagebehinderung im Bereich des Aquäduktes und des 4. Ventrikels (R. FROWEIN, W. SCHEID, TÖNNIS).

Als 3. Komponente spielt der Blutkreislauf eine Rolle, da durch Kompression der Venen ein Ödem und als Folge der Stauung wiederum eine Überproduktion an Liquor auftreten kann.

2. Auswirkung der intrakraniellen Drucksteigerung im Röntgenbild

Wie aus der Pathophysiologie der intrakraniellen Drucksteigerung zu ersehen ist, lassen sich im wesentlichen zwei Gruppen voneinander trennen. Dem durch eine Blockierung der inneren Liquorräume zustande kommenden, fast von Anfang an allgemein und in allen Abschnitten gleichmäßig erhöhten Innendruck ist die mehr ortsgebundene und überwiegend lokalisierte Druckwirkung gegenüberzustellen.

Klinisch werden daher Kopfschmerzen, Erbrechen, Pulsverlangsamung und das Vorhandensein einer Stauungspapille in erster Linie als Zeichen der allgemeinen, bestehende Funktionsstörungen und neurologische Ausfallserscheinungen Ausdruck einer mehr als örtlichen Druckwirkung anzusehen sein.

Tabelle 1. *Zeichen der intrakraniellen Drucksteigerung*

A. Allgemeine Symptome:
- a) Pathologische Größenzunahme des Schädels
- b) Nahtverbreiterung
- c) Vertiefung und Vermehrung der Impressiones digitatae
- d) Sekundäre Sellaveränderung
- e) Verlagerung der Glandula pinealis

B. Lokale Symptome:
- a) Lokale Wandveränderungen der Kalotte
- b) Lokale Veränderungen am übrigen Schädel
- c) Pathologische Verkalkungen
- d) Primäre Sellaveränderung
- e) Atypische Vascularisation

Diese Unterteilung in allgemeine und lokale Druckzeichen hat auch für die röntgenologische Auswertung der Aufnahmen Gültigkeit (Tabelle 1). Natürlich kommen hierbei die verschiedenen Symptome der beiden Gruppen meist nicht isoliert vor, sondern es sind in Parallele zu den intracerebral ebenfalls häufig ineinander übergehenden und sich überschneidenden Vorgängen alle möglichen Kombinationen denkbar und auch tatsächlich vorhanden. Ferner zeigen sich die einzelnen Merkmale bei Kindern, Jugendlichen und erwachsenen Patienten nicht in gleicher Weise und gleicher Häufigkeit, sondern sie sind z. T. an bestimmte Altersstufen gebunden, so daß ihr diagnostischer Wert unterschiedlich eingeschätzt und beurteilt werden muß.

A. Allgemeine Druckzeichen

a) Pathologische Größenzunahme des Schädels

Bei der Schilderung der normalen Entwicklung wurde bereits darauf hingewiesen, daß das Gehirn durch seine Volumenzunahme als Schrittmacher für das Wachstum des Schädels angesehen werden muß. Da dieses Wachstum erst mit 20 Jahren beendet ist (RAUBER-KOPSCH, WANKE u. a.), liegt es nahe, daß bei einer während dieser Zeit auftretenden intrakraniellen Drucksteigerung der Schädel versucht, sich den veränderten Gegebenheiten anzupassen und einen Ausgleich durch vermehrtes Wachstum anstrebt. Der Nachweis einer derartigen Vergrößerung wird — von der einfachen Umfangsbestimmung mit dem Maßband abgesehen — mit Hilfe der von BERGERHOFF angegebenen Methode ermöglicht, da sie — ausgehend von den normalen Ergebnissen und Kenntnissen über die Wachstumsgesetze — erlaubt, eine die physiologische Streubreite überschreitende Umfangszunahme des Hirnschädels zu erfassen.

Bei dieser Methode handelt es sich um Strecken- und Winkelmessungen, die den planimetrischen Verfahren vorzuziehen sind, weil die Winkelmaße vom Röhren-Objekt-Filmabstand unabhängig sind und auch die Längen der Winkelschenkel bei unterschiedlichem Aufnahmeabstand sehr ähnlichen Veränderungen unterliegen.

Ausgangspunkt für die Bestimmung der einzelnen Abstände und Größenverhältnisse im seitlichen Bild ist das Tuberculum sellae, also die Stelle des Überganges vom Planum sphenoideum zur Sella turcica. Vom Tuberculum sellae aus wird einmal die Entfernung zum Übergang der vorderen Schädelgrube in die Stirnbeinschuppe, sodann zum Bregma, zur Lambdanaht, zum Confluens sinuum und zum tiefsten Punkt der hinteren Schädelgrube festgelegt.

Auf der sagittalen Aufnahme läßt sich die Breite der hinteren Schädelgrube durch den Abstand der beiden Warzenfortsätze und die des Hirnschädels durch den Abstand der Tubera parietalia voneinander bestimmen; die Schädelhöhe ergibt sich durch den Winkel γ.

Transparente Meßblätter mit für die einzelnen Altersklassen eingetragenen statistisch signifikanten Streuellipsen, welche die physiologischen Varianten der Meßwerte begrenzen, sind ein bequemes Hilfsmittel zur Beurteilung der Calvaria, da man diese Meßblätter mit dem Röntgenbild zur Deckung bringen und dann ohne weitere Schwierigkeiten Abweichungen der Form und Größe des Schädels erkennen kann (Abb. 15a und b).

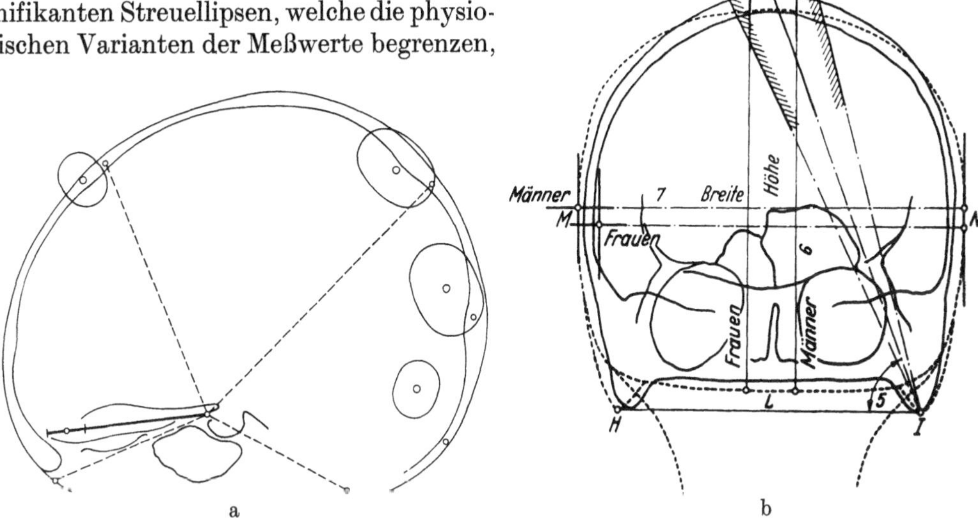

Abb. 15. a Größenbestimmung des Schädels (nach BERGERHOFF) im seitlichen Strahlengang. b Größenbestimmung des Schädels (nach BERGERHOFF) in sagittaler Aufsicht

b) Pathologische Nahtverbreiterung

Der im Röntgenbild sichtbaren Verbreiterung des Nahtspaltes (Abb. 16) liegt eine gesteigerte Funktion des Nahtbindegewebes zugrunde, dessen knöcherne Umwandlung mit der vermehrten Neubildung nicht Schritt zu halten vermag (DIETRICH, TÖNNIS und KLEINSASSER). HAAS, LOEPP und SITSEN glauben, daß es sich teilweise auch um einen regelrechten Knochenabbau an den Nahträndern infolge des gesteigerten Innendruckes handelt. Die Möglichkeit zu einem derartigen Wachstumsanreiz des Nahtbindegewebes ist an seine zum Zeitpunkt der beginnenden Drucksteigerung noch vorhandene Reaktionsfähigkeit gebunden, die im Kindesalter sehr groß ist, im Laufe des 2. Lebensjahrzehntes aber mehr und mehr abnimmt. Aus diesem Grund ist bei der Beurteilung einer Nahtverbreiterung neben ihrem Ausmaß auch stets das Alter der Patienten zu berücksichtigen.

HERTZ und ROSENDAL sehen in einer Nahtbreite von mehr als 3 mm zwischen 3. und 12. Lebensmonat und einer meßbaren Differenz von mehr als 2 mm nach dem 1. Lebensjahr bereits einen pathologischen Befund. Auf Grund eigener Erfahrungen möchten wir vorschlagen, einen 2—3 mm breiten Nahtrandabstand in den ersten 3 Lebensjahren noch als normal zu bezeichnen und erst von dieser Altersstufe ab einen mehr als 2 mm breiten Nahtspalt als sicher pathologisch zu werten, wobei die in Scheitelhöhe tangential getroffene Kranznaht als Kontroll- und Bezugspunkt gelten soll.

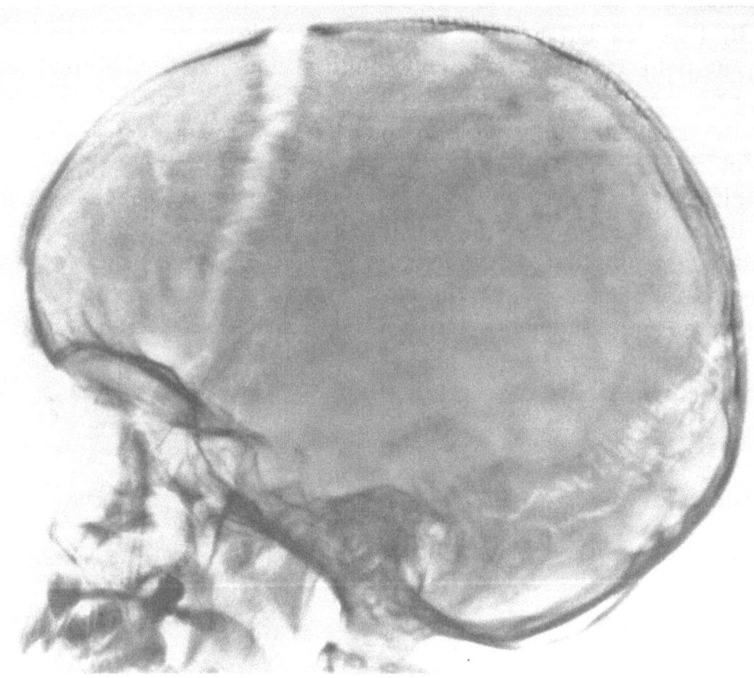

Abb. 16. Sechsjähriges Mädchen. Verbreiterung der Coronar- und Lambdanaht, ausgelöst durch einen Kleinhirntumor. (Ferner besteht eine sekundäre Sellaveränderung)

c) Impressiones digitatae

Da die Impressiones digitatae im Alter von etwa 2—15 Jahren auch normalerweise verhältnismäßig kräftig ausgebildet sind, fällt es insbesondere in Grenzfällen mitunter schwer, zu entscheiden, ob die Intensität der fingerförmigen Eindrücke noch der Norm entspricht oder ob bereits eine als pathologisch anzusehende Vertiefung vorliegt (Abb. 17). Da es hierfür keinen absoluten Maßstab gibt, die Diagnose z. T. auf dem subjektiven Bildeindruck beruht und auch aus der Anzahl der Impressionen nicht auf den intrakraniell bestehenden Druck geschlossen werden kann, erscheint es am zweckmäßigsten, sich an das von MACAULAY vorgeschlagene Schema zu halten. Danach werden die im seitlichen Röntgenbild sichtbaren fingerförmigen Eindrücke entweder mit 1 = schwach, 2 = deutlich, oder 3 = ausgesprochen tief bezeichnet. Man schätzt dann die frontale, parietale, temporale und occipitale Region jeweils für sich getrennt ein, addiert die dabei erhaltenen Werte und dividiert diese Zahl wieder durch die vier beurteilten Areale. Der daraus sich ergebende Wert wird als Schädelindex für die Impressiones digitatae bezeichnet. Ist dieser Index 1 oder kleiner als 1, so liegen die fingerförmigen Eindrücke im Rahmen der physiologischen Schwankungsbreite; je mehr sie aber den Wert 1 überschreiten, um so größer wird die Wahrscheinlichkeit einer erhöhten intrakraniellen Druckeinwirkung. (Beispiel eines Normalfalles: frontal = 1, parietal = 0, occipital = 2, temporal = 1. Berechnung: 4:4 = Index 1. Beispiel einer pathologischen Beobachtung: frontal = 1, parietal = 1, occipital = 2, temporal = 2. Berechnung: 6:4 = Index 1,5.)

Die von SEIFERTH bei 127 gesunden und 220 an einem raumfordernden Prozeß erkrankten Kindern und Jugendlichen auf diese Art vorgenommene Auswertung ergab eine gute Übereinstimmung mit den Ergebnissen von DU BOULAY, DAVIDOFF und MACAU-

LAY, so daß es sich um eine für den klinischen Bedarf brauchbare Methode handelt (Abb. 18). Bei der Bewertung der Impressiones digitatae als allgemeines Drucksymptom darf allerdings nicht vergessen werden, daß vermehrte oder dem Aussehen nach als pathologisch anzusprechende fingerförmige Eindrücke auch als anatomisch oder konsti-

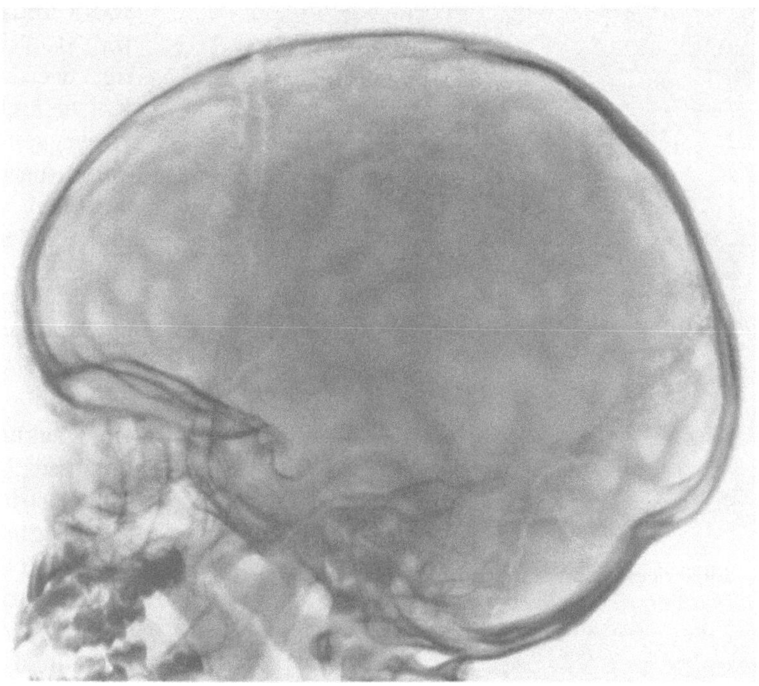

Abb. 17. Vierjähriges Kind. Kräftig entwickelte fingerförmige Eindrücke; klinisch kein Anhalt für eine intrakranielle Drucksteigerung

tutionell bedingte Variante und bei Erkrankungen ohne vermehrten Schädelinnendruck vorkommen können (DAVIDOFF u. GASS, FÉNYES, HEINZ und PAPE, HÜNERMANN, MACAULAY, RITTER, ROTH und LEMBKE).

d) Sekundäre Sellaveränderung

An der Sella turcica kann es im Verlauf einer intrakraniellen Drucksteigerung zu einer Erweiterung des Sellaeinganges, einer Exkavation des Sellalumens und zu einer Osteoporose und Atrophie im Bereich der vorderen Klinoidfortsätze, des Sellabodens und des Dorsum sellae kommen (Abb. 19).

Altersgruppen	0—3 Jahre	3—7 Jahre	7—11 Jahre	11—17 Jahre
Normale Schädel	0,4	1,0	0,9	0,7
Kleinhirntumoren	1,3	1,6	1,5	1,4
Tuberkulöse Meningitiden	1,6	2,0	1,6	—

Abb. 18. Gegenüberstellung der Indices der Impressiones digitatae bei 127 normalen Schädelübersichtsaufnahmen im Vergleich zu 148 Kleinhirntumoren und 72 tuberkulösen Meningitiden (nach SEIFERTH)

Es ist keine einheitliche Ursache, die diesen Veränderungen zugrunde liegt (BERTOLOTTI, ERDÉLYI, HAAS, KORNBLUM, LÜDIN, NORDMARK, SCHEUERMANN, SCHINZ, SCHÜLLER, STENVERS). Teilweise entstehen sie durch die direkte Druckeinwirkung des erweiterten, über dem Sellaeingang gelegenen 3. Ventrikels, oder durch eine Stauung im Bereich der basalen Zisternen. Zum Teil ist der Grund aber auch in einer Abflußbehinderung und venösen Stauung durch Kompression des Sinus cavernosus zu suchen (TÖNNIS, SCHIEFER und RAUSCH, E. G. MAYER). Ein weiterer, die Entstehung sekundärer Sellaveränderungen begünstigender Faktor wird von BERGERHOFF, FERNER und KAUTZKY, TÖNNIS, SCHIEFER und RAUSCH in der wechselnden Weite der Durchtrittsstelle im Diaphragma sellae für das

Infundibulum gesehen, da sich bei weiter Durchtrittsstelle ein erhöhter Schädelinnendruck eher auf den intrasellären Raum auswirken kann als bei einer engen Diaphragmalücke. Der von FERNER anhand histologischer Schnittuntersuchungen geführte Nachweis einer infradiaphragmal gelegenen, mit der Cisterna chiasmatis in Verbindung stehenden Hypophysenzisterne konnte röntgenologisch bzw. encephalographisch von ENGELS, FRIEDMANN und MARGUTH sowie ROBERTSON bestätigt werden (Abb. 20). Es sei an dieser Stelle vorweggenommen, daß durch diese Verbindung zwischen Sellalumen und äußerem Liquorraum aber nicht nur eine einfache Druckübertragung des Schädelinnern auf das Sellagebiet und damit die Entwicklung eines sekundären Sellaprozesses denkbar ist, sondern durch die subdiaphragmale arachnoidale Cystenbildung auch eine vorwiegend intraselläre Druckerhöhung mit einem mehr der primären Sellaveränderung gleichendem Befund entstehen kann.

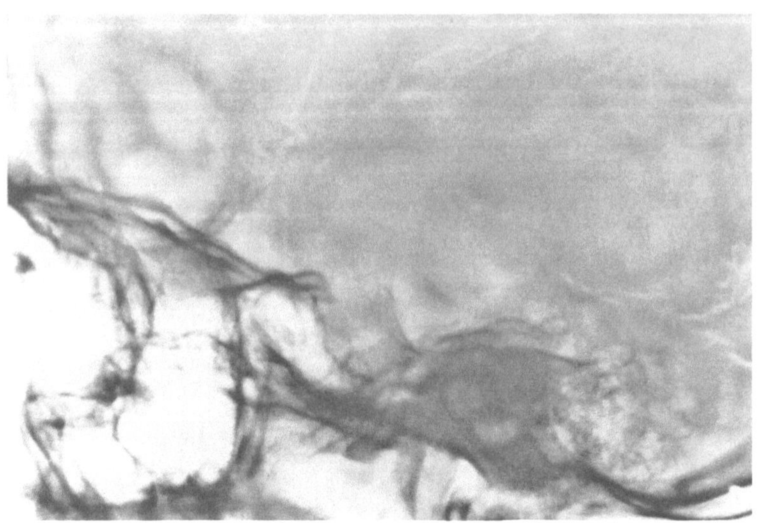

Abb. 19. Elfjähriges Kind mit sekundärer Sellaveränderung

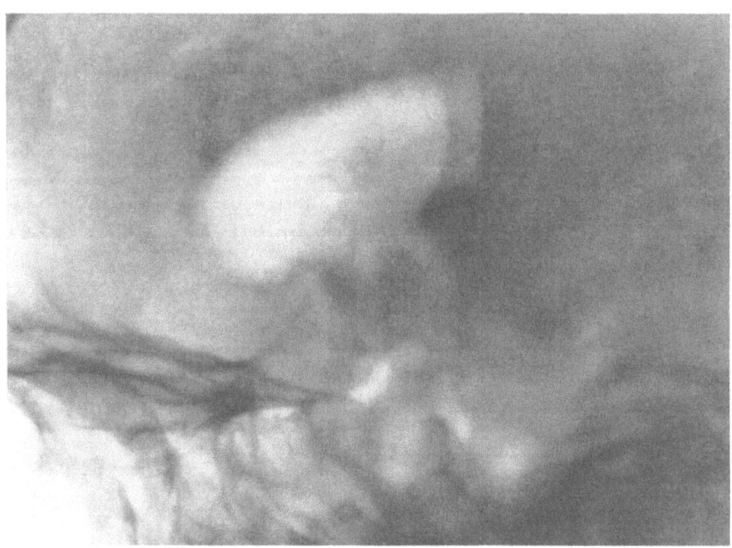

Abb. 20. Intraselläre Luftansammlung (Hypophysenzisterne). Durch Tomographie bestätigt

Die Demineralisation an der Sattellehne und auch am Sellaboden ist im Röntgenbild durch eine Unschärfe und Unterbrechung der Konturen und im fortgeschrittenen Stadium durch einen Ab- und Umbau im Bereich dieser Abschnitte kenntlich. Beginnende Veränderungen zu erfassen und richtig zu deuten, ist neben der optimalen Einstellung und Projektion der Aufnahme auch an die Erfahrung des Untersuchers gebunden. Auf die besonderen Verhältnisse des Sellaumrisses im Säuglings- und Kleinkindesalter sei in diesem Zusammenhang nochmals hingewiesen.

Für die Größenbestimmung des Sellalumens unter physiologischen und pathologischen Bedingungen haben die meisten Autoren das planimetrische Verfahren oder die einfache Streckenmessung bevorzugt, ehe von BERGERHOFF die in ihrer Handhabung einfache und vom Objekt-Filmabstand unabhängige Winkelmessung der Sellalänge und Sellatiefe eingeführt wurde. Die Schenkel des der Sellalänge entsprechenden Winkel β verlaufen vom Bregma ausgehend entlang dem Tuberculum sellae und der Innenseite des Dorsum, während die Sellatiefe, die dem Winkel α entspricht, durch den Abstand zwischen dem Tuberculum sellae und dem Innenrand des Sellabodens bestimmt wird, wobei als Bezugspunkt die Lambdanaht gilt (Abb. 21).

Die erhaltenen Werte werden in die für einzelne Altersklassen vorliegenden Meßblätter, denen die Auswertungsergebnisse eines großen normalen Bildkollektivs zugrunde liegen, übertragen, so daß sich dann sofort ablesen läßt, ob das Sellaprofil noch als regelrecht bezeichnet werden kann, oder ob bereits eine pathologische Erweiterung vorliegt (Abb. 22).

Diese Winkelmessung, die auch in der vorliegenden Arbeit verwandt wurde, ist im Vergleich zur Flächenmessung nach HAAS zuverlässiger, einfacher in der Durchführung und setzt zudem das Verhältnis zur Schädelgröße in Rechnung. Gegenüber der Methode von LORENZ, die sich für die Bestimmung der Sellalänge nur auf Streckenmessungen bezieht, bietet sie den Vorteil, daß sie auch die physiologische Streuung der Sellagröße erfaßt.

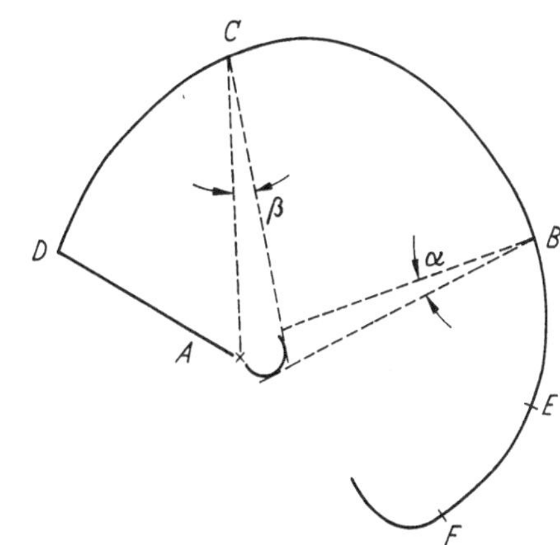

Abb. 21. Größenbestimmung der Sella turcica mit Hilfe der Winkelmessung nach BERGERHOFF

e) Verlagerung der Glandula pinealis

Voraussetzung einer Beurteilungsmöglichkeit der Lage der Glandula pinealis ist ihre zumindest teilweise sichtbare Verkalkung. Im Sagittalbild läßt sich eine Verlagerung nach seitwärts als Ausdruck einer Massenverschiebung durch die Errichtung der Mittelsenkrechten auf der Verbindungslinie der beiden Warzenfortsatzspitzen bestimmen (LORENZ).

Durch Meßverfahren, die durch DE CRINIS und RÜSKEN, LORENZ, VASTINE und KINNEY angegeben wurden, kann ferner im seitlichen Bild eine Verschiebung der Glandula pinealis nach parietal bzw. temporal und frontal sowie occipitalwärts nachgewiesen werden. Die Verlagerung der Zirbeldrüse gewinnt aber erst mit zunehmendem Alter an diagnostischer Bedeutung, da eine Verkalkung in der ersten Dekade relativ selten vorkommt und erst ab dem 15. Lebensjahr

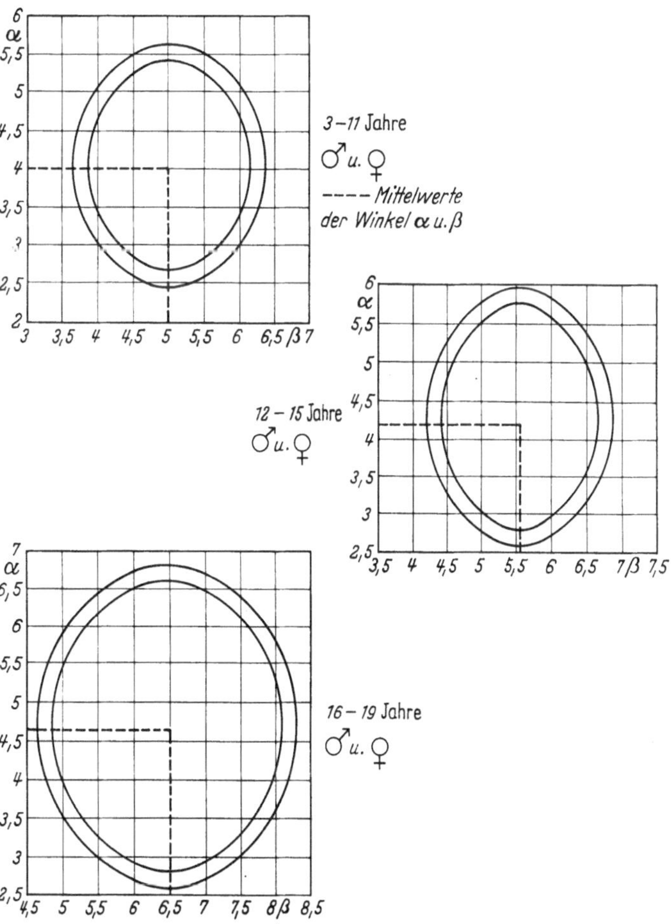

Abb. 22. Meßblätter für verschiedene Altersstufen mit eingezeichneten Normal- und Streuwerten

Kalkeinlagerungen in zunehmendem Maße zu beobachten sind (VASTINE und KINNEY, eigene Untersuchungen).

B. Lokale Druckzeichen

Lokale Veränderungen der Kalotte oder des übrigen Schädels wird man vor allem dann erwarten dürfen, wenn die intrakranielle Drucksteigerung über einen längeren Zeitraum auf einen bestimmten Bezirk beschränkt geblieben und nicht rasch in eine allgemeine Innendrucksteigerung übergegangen ist.

a) Lokale Wandveränderungen der Kalotte

Ebenso wie bei den vermehrten Impressiones digitatae an umschriebenen kleinen Bezirken ein Umbau der Knochenlamellen mit einer Abnahme der Lamellenschichtdicke (FÉNYES) entsteht und Resorptionserscheinungen vorliegen (ERDHEIM, LOESCHKE und WEINNOLDT), kann ein abgegrenzter, an oder nahe der Oberfläche gelegener raumfordernder Prozeß, der sich gegen die Kalotte hin ausdehnt, zu ähnlichen Veränderungen führen. Es kommt zu einem Abbau der Juga und einer Verdünnung der Kalotte, ein Vorgang, der nach ERDÉLYI durch eine Ernährungsstörung des Knochens infolge der Verschmälerung der Diploe noch begünstigt wird.

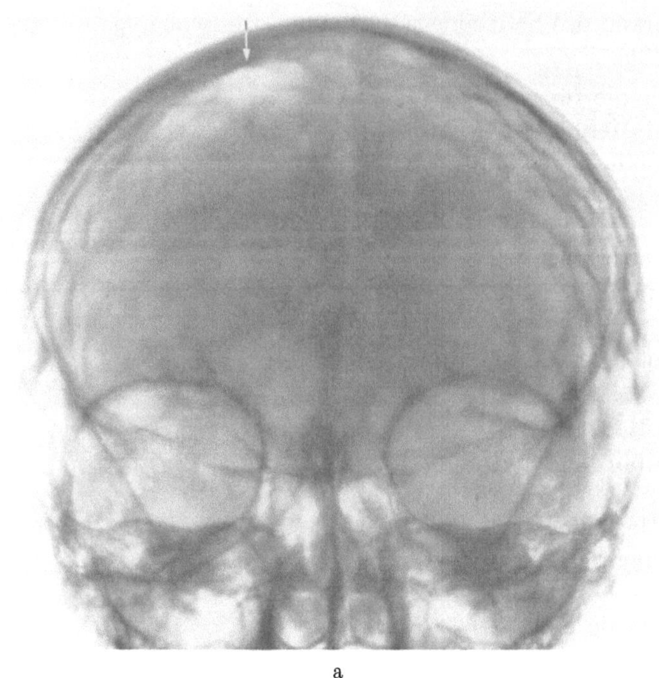

a

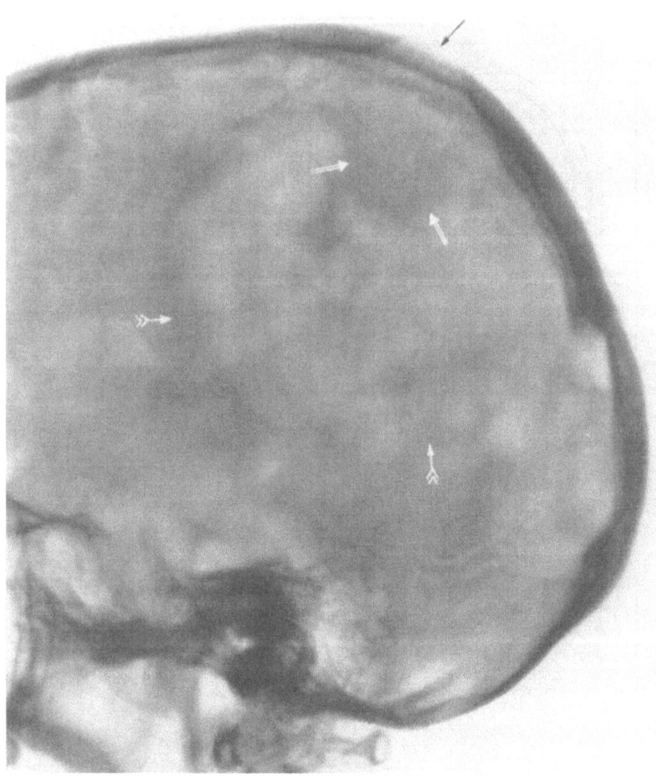

b

Abb. 23a u. b. 12 Jahre altes Mädchen. Lokale Arrosion rechts parietal (a), die durch direkten Druck eines cystischen Tumors entstanden ist (b) (→ Defekt, ⇒ solider Tumor, ↣ Cyste)

Als erster hat nach LUGER auf diese Art der Arrosion des Knochens ALBERS-SCHÖNBERG hingewiesen. Röntgenologisch ist die Kalotte in einem unterschiedlich großen Bezirk verdünnt. Eine Sklerosierung der Randpartien liegt gewöhnlich nicht vor, so daß der Übergang vom normalen zum veränderten Knochen allmählich erfolgt (Abb. 23).

Wenn die Kalotte nicht sehr dick ist und noch die Möglichkeit der plastischen Verformung des Hirnschädels besteht, so läßt sich neben der Verdünnung eine zusätzliche Vorwölbung oder Ausbuchtung nachweisen (Abb. 24). Umgekehrt kann es bei Meningiomen z. B. zu einer vermehrten Osteoblastentätigkeit kommen, die eine Hyperosteose

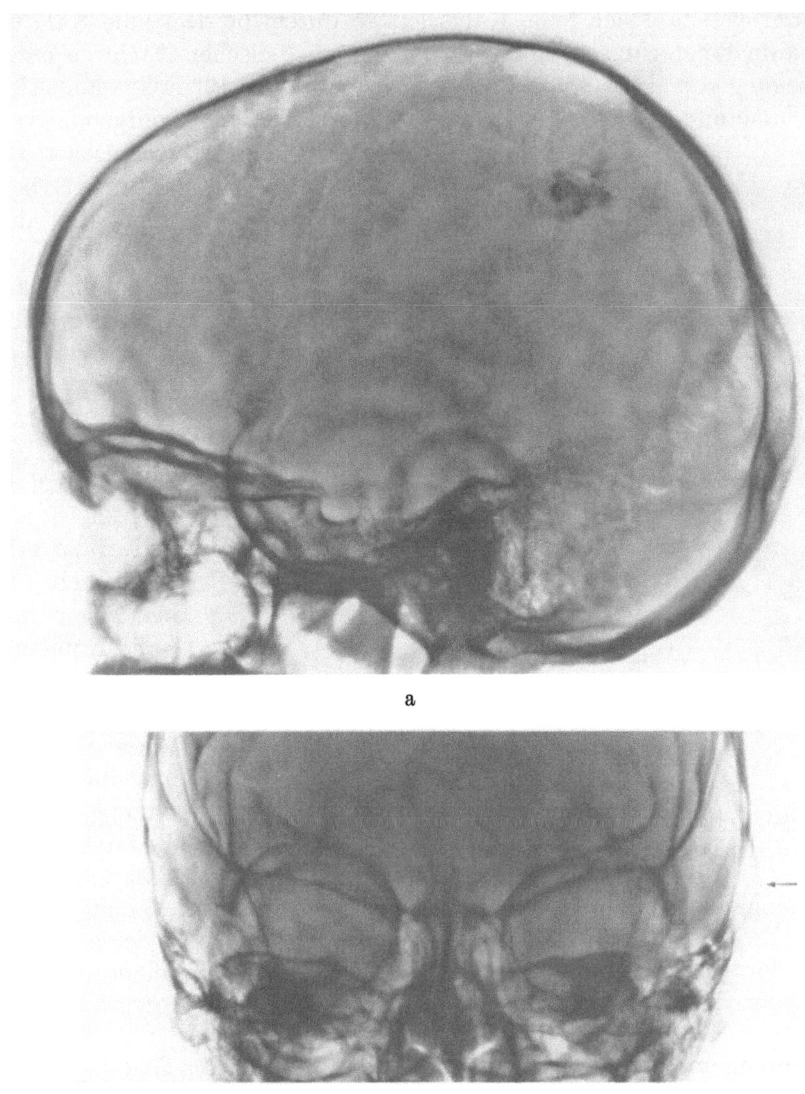

Abb. 24. a Cystisches, teilverkalktes Ependymom mit umschriebener Verdünnung und Vorwölbung der Kalotte parietal. b Links temporal gelegener Tumor; uhrglasartige Ausbuchtung der Kalotte (s. Pfeil)

zur Folge hat und sich röntgenologisch in einer Verbreiterung und vermehrten Schattendichte der Kalotte äußert; jedoch sind entsprechende Befunde bei Jugendlichen nur ausnahmsweise zu sehen, da die Meningiome das mittlere Lebensalter bevorzugen.

b) Lokale Veränderungen am übrigen Schädel

Während die oben erwähnten Veränderungen am Hirnschädel zwar die Lagebestimmung eines Tumors erlauben, über die Artdiagnose meist aber keinen befriedigenden Aufschluß geben, sind lokale Befunde am übrigen Schädel vielfach typisch für eine bestimmte Tumorart. So zeigen Aufnahmen des Foramen opticum nach Rhese und der Felsenbeine nach Stenvers bei Tumoren des 2. und 8. Hirnnerven infolge der hierauf erkennbaren

Ausweitung des Sehnervloches bzw. der inneren Gehörgangsöffnung sehr oft ganz charakteristische Bilder. Auch läßt sich nach dem Aussehen, der Form und Lokalisation eines Knochendefektes an der mittleren Schädelbasis oder an der Felsenbeinspitze vielfach eine Vermutungsdiagnose stellen.

c) Pathologische Verkalkungen

In welch großer Zahl sich feine Kalkschatten durch die deckende Kalotte oder z. T. auch durch aufnahmetechnische Mängel dem röntgenologischen Nachweis entziehen, geht aus der Mitteilung von MARTIN und LEMMEN hervor, die bei 192 mikroskopisch gesicherten verkalkten Tumoren nur 104mal, also in 54,2 % der Fälle, auch röntgenologisch sichtbare Kalkschatten gefunden haben. Die Angaben über die durchschnittliche Häufigkeit röntgenologisch nachweisbarer Tumorverkalkungen aller Altersstufen schwanken zwischen 5 und 16 % (LOEPP und LORENZ, PENDERGRASS, SCHAEFFER und HODES, PARNITZKE, RAUSCH u. a.). FRENCH und BULL sahen bei jugendlichen Tumorkranken sogar in 30 % aller Fälle Kalkeinlagerungen. Diese Differenzen weisen darauf hin, daß allgemeine Werte ohne nähere Angaben über die Zusammensetzung des Krankengutes die tatsächlichen Verhältnisse verwischen können.

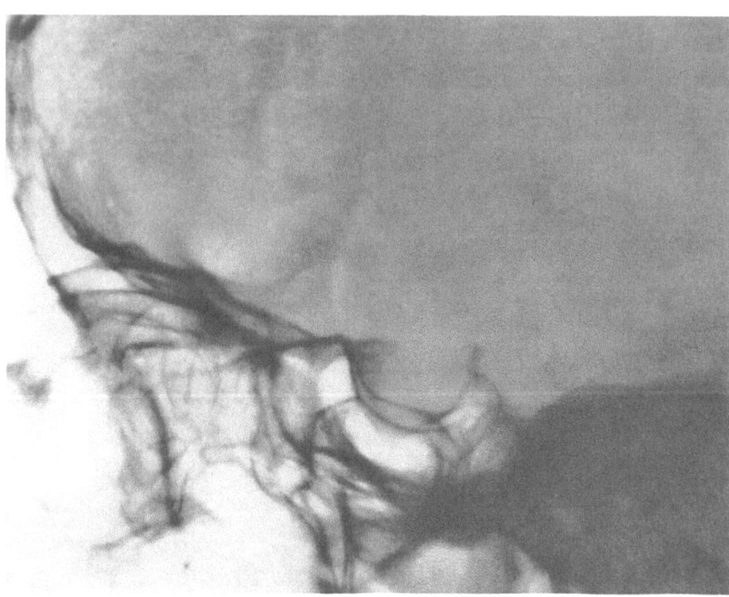

Abb. 25. 16jähriger Patient. Primäre Sellaveränderung durch ein intrasellär entwickeltes Kraniopharyngiom

Die pathologischen Verkalkungen liegen meist supratentoriell und nur selten (nach MARTIN und LEMMEN in 0,3 %) im Kleinhirnbereich. Durch die eingeschränkte Übersichtlichkeit der hinteren Schädelgrube bei normaler Aufnahmeprojektion ist dieser Prozentsatz aber vielleicht doch kleiner als er der Wirklichkeit entspricht (JOHNSON und HODGES).

Die Anordnung und das Aussehen der einzelnen Kalkschatten sind in sehr vielen Fällen uncharakteristisch, so daß die Auffassung von BAILEY, BUCHANAN u. BUCY, LINDGREN, RAUSCH, TÖNNIS und FRIEDMANN, sowie PARNITZKE, die Artdiagnose sei häufig nur durch weitere Untersuchungen und die Operation endgültig zu klären, sicherlich zu Recht besteht.

d) Primäre Sellaveränderung

Im Gegensatz zu den sekundären, durch sellaferne Ursachen ausgelösten Veränderungen, entsteht die sog. primäre Sella meistenteils durch das im Sellalumen selbst sich entwickelnde Hypophysenadenom. Die Hypophysenadenome gehören in den ersten beiden Dezennien allerdings zu den Seltenheiten (MARGUTH), jedoch sieht man röntgenologisch manchmal gleichartige Bilder, wenn die in dieser Altersstufe häufiger vorkommenden Kraniopharyngiome in das Sellalumen einwachsen oder der 3. Ventrikel stark erweitert ist und sich in die Sella turcica vorwölbt.

Die kennzeichnenden Merkmale des intrasellären raumfordernden Prozesses sind die ausgeprägte Erweiterung, die die Exkavation bei sekundären Sellaveränderungen gewöhnlich deutlich überschreitet; ferner das schmale, schattendichte, aufgerichtete, aber weniger porotische Dorsum sellae und die vielfach bestehende Doppel- oder Mehrfachkonturierung und Senkung des Sellabodens zur Basis hin (Abb. 25). Auch Veränderungen an der vorderen Sellawand kommen im Gegensatz zur sekundären Drucksella öfters vor.

Gelegentlich gibt es aber auch Grenzfälle, bei denen eine genaue röntgenologische Zuordnung im Sinne der primären oder sekundären Sellaveränderung schwierig ist und der Nachweis ohne Kenntnis anderweitiger Symptome und des klinischen Befundes unmöglich wird.

e) Atypische Vascularisation

Die zwischen Tabula interna und externa in der Diploe verlaufenden Venen leiten das Blut zu den Sinus ab. Die Ausbildung dieses Venennetzes setzt nach vorangegangener Entwicklung des Diploeraumes im 3.—5. Lebensjahr ein und erreicht ihr Maximum zwischen dem 5. und 20. Lebensjahr (WANKE). Die Breite der Gefäßkanäle beträgt nach LINDBLOM normalerweise bis zu 3 mm.

Tumoren mit vermehrten, verbreiterten oder atypisch angeordneten Diploegefäßen findet man fast nur bei den im Jugendalter sehr seltenen Meningiomen, wenn der Blutabfluß über den Sinus sagittalis superior behindert ist. Im übrigen sind Form, Verlauf und Lokalisation der Gefäße aber so variabel, daß eine atypische Vascularisation diagnostisch nur zu verwerten ist, wenn der lokale Befund mit der Klinik übereinstimmt (HELLNER). LINDBLOM und WANKE weisen zudem darauf hin, daß die Venenzeichnung bei Tumoren sogar vermindert sein kann, wenn das Geschwulstwachstum zu einer Kompression der Diploe führt.

Auch HERTZ und ROSENDAL sehen in einer differenten Anordnung der Gefäßkanäle keinen verläßlichen Hinweis für die Tumorlokalisation. Desgleichen halten sie eine Erweiterung des Emissarium occipitale (normaler Durchmesser bis zu 5 mm) für einen von Tumorart und Tumorsitz unabhängigen Befund, der sowohl bei supratentoriellen als auch bei infratentoriellen Tumoren und nur in Verbindung mit anderweitigen allgemeinen Druckzeichen zu beobachten ist.

Wegen der Inkonstanz der Anlage der Gefäßkanäle, die wir ebenfalls bestätigen können, besitzt dieses Symptom daher nur fraglichen Wert und darf daher als lokales Druckzeichen im Wachstumsalter vernachlässigt werden.

III. Röntgenologische Befunde des eigenen Untersuchungsgutes bei intrakranieller Drucksteigerung 1—20 Jahre alter Patienten

Aus der Gegenüberstellung der bei einer intrakraniellen Drucksteigerung entstehenden Veränderungen geht hervor, daß einzelne Symptome überwiegend an ein bestimmtes Alter gebunden sind. So findet man die pathologische Größenzunahme des Hirnschädels, die Nahtverbreiterung und ebenso die vermehrten Impressiones digitatae sowie die erwähnte lokale Verdünnung und Ausbuchtung der Kalotte fast nur bis zum Abschluß des allgemeinen Wachstums. Dies ist der eine Grund, eine Trennung röntgenologischer Befunde des Kindes — und Jugendalters von denen des Erwachsenenalters vorzunehmen. Noch eine andere Tatsache regt dazu an, diese Unterteilung beizubehalten. BAILEY und CUSHING sowie ZÜLCH konnten auf Grund der histologischen Ergebnisse nachweisen, daß auch die einzelnen Tumorarten eine recht weitgehende Altersabhängigkeit besitzen und gerade um das 20. Lebensjahr ein Einschnitt zu erkennen ist.

So findet man unter den Tumoren der Großhirnhemisphären in den ersten beiden Lebensdekaden häufig Ependymome, Tumoren der Gliomreihe und Ganglienzelltumoren, relativ selten dagegen Sarkome und Meningiome. Im Chiasmabereich überwiegen die Kraniopharyngiome und Spongioblastome. Bei den Hirnstammtumoren ergibt sich der

Häufigkeit nach die Reihenfolge: Pinealome, Teratome, Oligodendrogliome, Astrocytome und Spongioblastome. Bei den Kleinhirngeschwülsten handelt es sich meist um Medulloblastome und Spongioblastome, dann folgen in großem Abstand die Ependymome und andere Tumorarten.

Tabelle 2. *Häufigkeit sicherer röntgenologischer Zeichen erhöhten Schädelinnendruckes bei raumfordernden intrakraniellen Prozessen im Kindes- und Jugendalter*

Autoren	Zahl der Fälle	Alter der Patienten	Lokale Druckzeichen (%)	Allgemeine Druckzeichen (%)	Negative Befunde (%)
JOHNSON u. HODGES (1943)	104	0—15	24	63,5	12,5
FRENCH (1948)	123	0—15	25,1	80	?
KEITH, CRAIG, KERNOHAN (1949)	384	0—14	zusammen 69,5		30,5
INGRAHAM u. MATSON (1954)	229	0—12	10,5	55	35
SIGWART (1955)	26 35	1—10 11—20	nicht untersucht	89,9 81,6	11,1 19,4
HERTZ u. ROSENDAL (1956)	153	0—15	30,7	66,5	20,3
DU BOULAY (1957)	150	2—16	19	70	11
TÖNNIS u. KLEINSASSER (1959)	257	2—20	nicht untersucht	68	—

Unter diesen beiden Gesichtspunkten erscheint eine Bearbeitung aller innerhalb der ersten 20 Lebensjahre zu einer intrakraniellen Drucksteigerung führenden Erkrankungen nützlich, zumal verhältnismäßig wenige z.T. auch nur die allgemeinen Symptome berücksichtigende größere Zusammenstellungen über die röntgenologischen Zeichen erhöhten Schädelinnendruckes im Kindes- und Jugendalter vorliegen und die darin enthaltenen Zahlenangaben über sicher positive Befunde voneinander abweichen (Tabelle 2). Für die vorliegende Zusammenstellung wurden die Aufnahmen nur dann ausgewertet, wenn eine operative oder histologische Bestätigung der Befunde vorlag, oder in Ausnahmefällen bei Inoperabilität das Ergebnis der Kontrastmitteluntersuchung die Lage bzw. die Artdiagnose zuließ. Die Aufschlüsselung des eigenen Krankengutes ist in der Tabelle 3 wiedergegeben.

Tabelle 3. *Aufgliederung des untersuchten Krankengutes* (Gesamtzahl der Fälle 626)[1]

1. Tumoren	
A. Tumoren des Großhirns	105
a) Ependymome	32
b) Spongioblastome	14
c) Oligodendrogliome	13
d) Astrocytome	7
e) Sarkome	10
f) Meningiome	7
g) Verschiedene kleine Gruppen (Gangliocytome, Glioblastome, Plexuspapillome, Mißbildungstumoren	13
h) Unklassifizierbare Großhirntumoren	9
B. Tumoren im Chiasma- und Hirnstammbereich	139
a) Opticusgliome	20
b) Kraniopharyngiome	43
c) Tumoren des 3. Ventrikels	19
d) Tumoren der Vierhügelregion	27
e) Tumoren der Brücke	16
f) Tumoren der Stammganglien	14
C. Infratentorielle Tumoren	213
a) Medulloblastome	87
b) Spongioblastome	85
c) Ependymome	22
d) Plexuspapillome	5
e) Unklassifizierbare Kleinhirntumoren	5
f) Brückenwinkeltumoren	9
2. Intrakranielle Drucksteigerung bei Erkrankungen anderer Genese	169
a) Nicht tumorbedingte Aquäduktstenosen	43
b) Nicht tumorbedingte Verschlüsse am Ausgang des 4. Ventrikels	15
c) Intrakranielle Drucksteigerung bei tuberkulöser Meningitis	72
d) Großhirnabscesse	20
e) Encephalitiden	2
f) Kraniostenosen	17

[1] Aus den Zahlenangaben der Tabelle 3 darf über die absolute Häufigkeit der einzelnen Tumorarten und Erkrankungen kein verbindlicher Schluß gezogen werden, weil ein Teil der röntgenologischen Unterlagen infolge Kriegseinwirkung verlorengegangen und somit die tatsächliche Zahl der Erkrankungsfälle in unterschiedlicher Weise reduziert ist.

1. Tumoren

A. Tumoren des Großhirns

a) Ependymome (32 Fälle)

Die Ependymome des Großhirns sind fast nur im Kindes- und Jugendalter, und zwar überwiegend zwischen etwa 8. und 15. Lebensjahr zu finden. Sie verteilen sich ziemlich gleichmäßig über die verschiedenen Hirnregionen, liegen öfters auch in den Seitenventrikeln und gehen häufig mit einer gleichzeitigen Cystenbildung einher (FINCHER und COON, ZÜLCH).

Die Anamnese war unterschiedlich lang. Sechs Patienten gaben bis zu 3 Monate zurückliegende Beschwerden an, bei 16 Patienten traten die ersten Symptome 6 bis 12 Monate vor der stationären Aufnahme auf, während zehn Patienten bereits länger als 1—3 Jahre krank waren.

Klinisch standen je nach dem Sitz des Tumors Paresen, Anfälle und Sehstörungen neben den allgemeinen Hirndruckzeichen im Vordergrund. Eine Stauungspapille fehlte in nur zwei Fällen.

Röntgenologische Veränderungen

Häufigstes Symptom war die Verbreiterung der Nähte, die 22mal im Bereich der Kranznaht und 21mal an der Pfeilnaht, dagegen nur zehnmal an der Lambdanaht und viermal innerhalb der Temporalnaht zu beobachten war. Verlängerte Nahtzähne bestanden insgesamt elfmal. In Beziehung zum jeweiligen Alter gesetzt, ergab sich, daß es sich hierbei ganz überwiegend (18mal) um bis zu 10 Jahre alte Patienten handelte, wobei die Temporalnahtverbreiterung nur bis zu 5 Jahre alte Kinder betraf.

Vermehrte Impressiones digitatae konnten insgesamt neunmal, davon achtmal bei den 6—15jährigen und einmal bei einem 16 Jahre alten Mädchen nachgewiesen werden.

Unter den sellären Veränderungen überwog die Porose des Dorsum (16mal) und die Kalkarmut des Sellabodens (13mal), während es nur in sechs Fällen auch zu einer pathologischen Exkavation des Sellalumens gekommen war. Verglich man auch hier die pathologischen Befunde mit dem Alter der Jugendlichen, so verteilte sich die Demineralisation der Sattellehne und des Sellabodens gleichmäßig auf die Gruppe der 6—10- und 11—15jährigen, während die Sellaerweiterung mit einer Ausnahme 11—15jährige Patienten betraf.

Lokale Druckzeichen lagen insgesamt 16mal vor; Verkalkungen (zehn Fälle) und umschriebene Kalottenwandveränderungen (zehn Fälle) kamen z. T. isoliert, z. T. miteinander kombiniert vor (Abb. 26).

Setzte man die Zeichen der intrakraniellen Drucksteigerung zur Länge der jeweiligen Anamnese in Parallele, so zeigte sich, daß eine Sellaerweiterung in fünf von sechs Fällen erst nach mehr als sechsmonatiger Anamnese zu erkennen war, pathologische Befunde am Sellaboden und am Dorsum sich aber gleichmäßig über alle Intervalle verteilten. Die Ausbildung vertiefter Impressiones digitatae dauerte in sieben von neun Fällen mehr als 6 Monate. Eine Nahtverbreiterung hatte sich zweimal bereits innerhalb der ersten 3 Monate, durchweg aber zwischen 6 und 9 Monaten entwickelt; verlängerte Nahtzacken fanden sich fast immer erst bei mehr als dreimonatiger Krankheitsdauer.

Röntgenologisch normale Verhältnisse lagen nur bei zwei der 32 Patienten vor, so daß die Diagnose eines raumfordernden Prozesses in fast 94% und die Lagebestimmung in 50% der Fälle möglich war.

b) Spongioblastome (14 Fälle)

Auch diese Tumorgruppe ist nach ZÜLCH ein ausgesprochenes Blastom des Kindes- und ersten Jugendalters, mit einem Gipfel zwischen 3. und 7. Lebensjahr.

Prädilektionsstellen sind der Chiasmabereich und das Kleinhirn, weniger aber — wie auch aus unseren Beobachtungen hervorgeht — die Großhirnhemisphären und die Außenwand der Seitenventrikel.

In dem ausgewerteten Krankengut waren alle Altersstufen gleichmäßig vertreten. Die Anamnese erstreckte sich bei zehn der 14 Fälle über einen mehrjährigen Zeitraum und betrug nur bei zwei Patienten wenige Monate.

Eine Stauungspapille fehlte dreimal, und zwar bei einer bereits vorliegenden Krankheitsdauer von 9 Monaten, 2 und 5 Jahren.

Röntgenologische Veränderungen

An den Nähten zeigte sich je fünfmal eine Erweiterung der Coronar- und Sagittalnaht und dreimal auch der Lambdanaht. Zwei dieser Patienten waren bereits 16 Jahre alt;

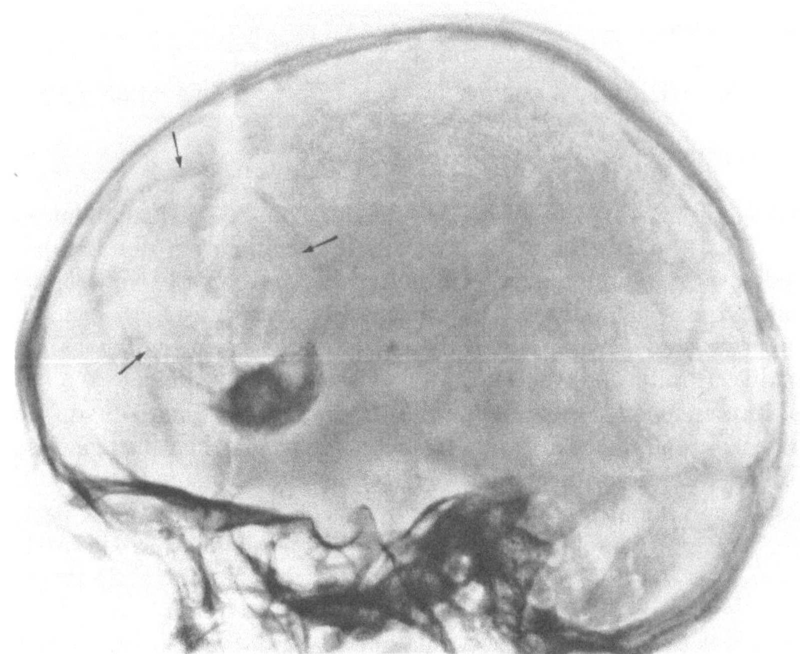

Abb. 26. Mehr homogene Teilverkalkung eines Ependymoms mit zartem Kalksaum in der Cystenwand (s. Pfeile)

ihre klinische Symptomatik ließ sich etwa 4—5 Jahre zurück verfolgen. Eine verbreiterte Temporalnaht lag einmal bei einem achtjährigen Mädchen mit fünfjähriger Krankheitsdauer vor.

An der Sella turcica war häufigstes Symptom die Porose des Dorsum (neunmal), gefolgt von einer Kalkarmut des Sellabodens (siebenmal) und einer Exkavation des Sellalumens (sechsmal).

Unter dem Aspekt der Anamnesenlänge zeigte es sich, daß Sellaveränderungen, von einer Ausnahme abgesehen, erst nach mehr als 6 Monaten einwandfrei zu erkennen waren und auch die Nahtverbreiterung nur einmal nach 3 Monate lang bestehenden klinischen Symptomen, hingegen in allen übrigen Fällen erst zu einem späteren Zeitpunkt erfaßt wurde.

Pathologische Kalkeinlagerungen im Tumor fanden sich dreimal (Abb. 27a und b) lokale Veränderungen an der Kalotte insgesamt siebenmal.

In zwei Fällen ergab das Röntgenbild keinen suspekten Befund; somit lagen bei der Hälfte der Patienten lokale und bei zwölf der 14 Kranken allgemeine Druckzeichen vor; in einem Fall war durch die Verlagerung der Glandula pinealis die Seitenbestimmung des Tumors möglich.

c) Oligodendrogliome (13 Fälle)

Die Häufigkeit der Oligodendrogliome schwankt nach den Angaben der Literatur zwischen 1,3% (BAILEY u. CUSHING) und 8,1% (ZÜLCH); im Durchschnitt beträgt sie

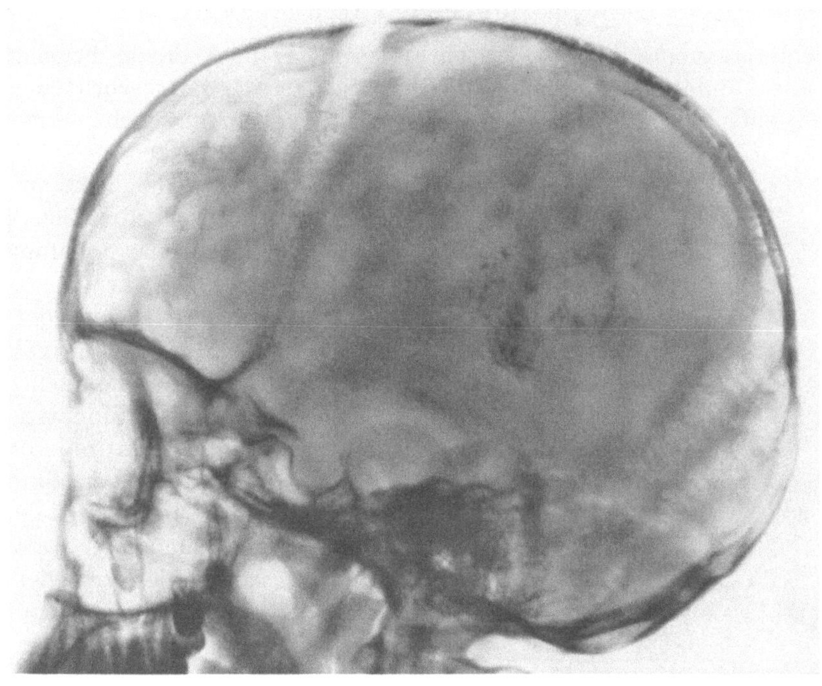

a

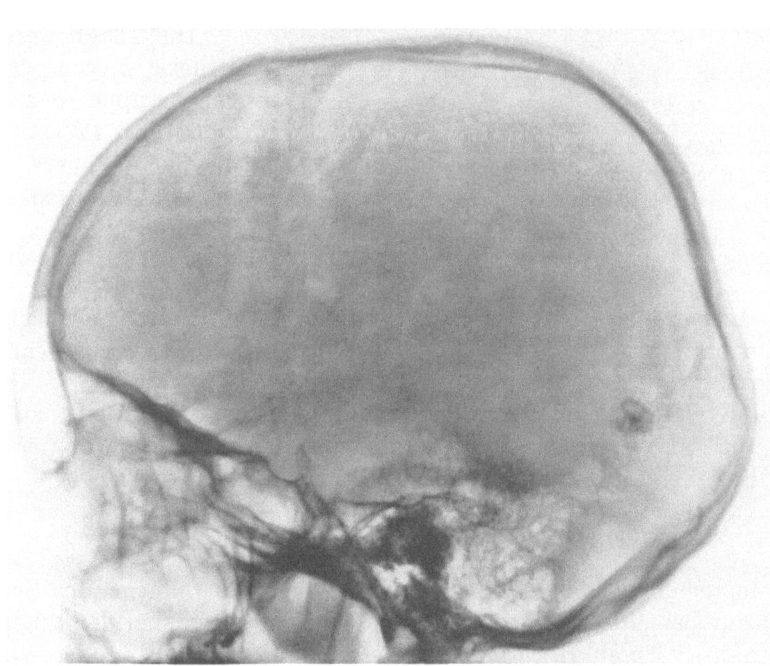

b

Abb. 27a u. b. Kalkinkrustationen uncharakteristischer Art bei zwei Spongioblastomen

3,1%. Das Wachstum kann an allen Stellen beginnen, so daß aus dem Sitz des Tumors nicht auf seine Art geschlossen werden kann. Bevorzugt ist das mittlere Lebensalter; ein Oligodendrogliom in der ersten Dekade ist eine große Seltenheit.

So waren auch zwölf unserer Patienten bereits älter als 10 Jahre. Die Anamnese erstreckte sich bei sonst ziemlich gleichmäßiger Verteilung über alle Intervalle, fünfmal sogar über einen Zeitraum von mehr als 5 Jahren. Eine Stauungspapille fehlte bei drei Beobachtungen.

Röntgenologische Veränderungen

Vertiefte Impressiones digitatae waren insgesamt dreimal, davon zweimal bei einem Alter von über 15 Jahren vorhanden. Dem bereits etwas fortgeschrittenen Alter der Jugendlichen entsprechend, bestanden Nahtveränderungen nur noch viermal, während am Türkensattel zehnmal eine Porose des Dorsum, siebenmal eine solche des Sellabodens vorlag und das Sellalumen fünfmal erweitert war.

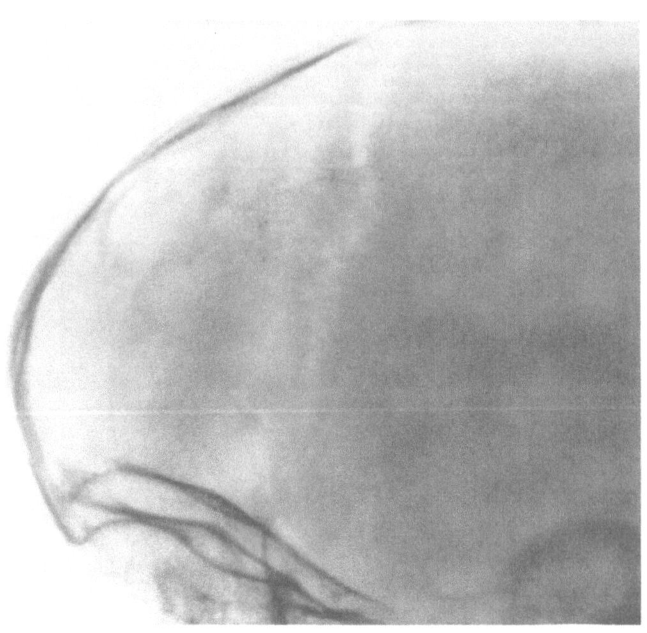

Abb. 28. Kleine punktartige krümelige Kalkablagerungen links frontal mit zusätzlichen Arrosionen der Kalottenwand bei einem Oligodendrogliom

Der Nachweis der erwähnten Veränderungen ergab sich, zwei Fälle ausgenommen, erst nach mehr als 6 Monaten, stets aber bei mehr als dreijähriger Krankheitsdauer. Verkalkungen konnten sechsmal, lokale Wandveränderungen der Kalotte dreimal nachgewiesen werden (Abb. 28). Ein normaler Röntgenbefund lag nur bei einem Patienten mit dreimonatiger Krankheitsdauer vor.

Die Diagnose intrakranielle Drucksteigerung ließ sich bei der Gruppe der Oligodendrogliome bei 12 von 13 Patienten, die der genaueren Lokalisation in neun Fällen stellen.

d) Astrocytome (7 Fälle)

Auch die Astrocytome sind eine Tumorgruppe des mittleren Lebensalters; sie entwickeln sich nach Zülch im Bereich der Großhirnkonvexität, vorwiegend frontal und temporo-parietal.

In unserem Krankengut hatten die Kinder in fünf Fällen das 10. Lebensjahr noch nicht erreicht. Bis zur stationären Aufnahme verging von den ersten Symptomen an gerechnet nur in einem Fall mehr als 1 Jahr.

Röntgenologische Veränderungen

Ein pathologischer Sellabefund mit Veränderungen des Lumens, des Bodens und des Dorsum war nur bei einem achtjährigen Mädchen zu sehen, bei dem zudem auch alle Schädelhauptnähte verbreitert waren. Der gleiche Nahtbefund lag außerdem noch einmal bei einem dreijährigen Kind zusammen mit einer Verbreiterung der Temporalnaht vor.

Die im ersten Fall erwähnten Drucksymptome hatten sich innerhalb einer 8 Monate langen Anamnese entwickelt, die der zweiten Beobachtung in einem Zeitraum von 6 Wochen.

Vertiefte Impressiones digitatae konnten dreimal, davon zweimal als alleiniges Druckzeichen nachgewiesen werden. In einem Fall war im Sagittalbild die stärkere Ausprägung der fingerförmigen Eindrücke auf der dem Tumor entgegengesetzten Seite zu erkennen. Umschriebene Wandveränderungen der Kalotte fehlten, jedoch lag einmal eine Tumorverkalkung vor. Ein röntgenologisch positives Ergebnis bestand also nur in vier von sieben Fällen.

e) Sarkome (10 Fälle)

Unter den intrakraniellen Sarkomen werden die bösartigen, von den Gefäßen und weichen Hirnhäuten ausgehenden Tumoren zusammengefaßt, deren Wachstum diffus, aber auch umschrieben erfolgen kann. Zu einer im Röntgenbild sichtbaren Auswirkung der intrakraniellen Drucksteigerung kommt es mehr bei der letzten Art. Sieben unserer zehn Patienten hatten das 10. Lebensjahr noch nicht erreicht; jedoch sind die Sarkome sicherlich nicht nur an das Jugendalter gebunden, denn sie konnten auch im mittleren und höheren Lebensalter beobachtet werden. Aus der Länge der Anamnese und aus der Klinik war kein Aufschluß über die eventuell vorliegende Tumorart zu erwarten.

Eine Stauungspapille wurde in nur einem Fall vermißt.

Röntgenologische Veränderungen

Die Schädelhauptnähte waren, einen 16jährigen Jugendlichen mit einjähriger Anamnese ausgenommen, nur bei Kindern bis zu 10 Jahren verbreitert, und zwar die Coronarnaht insgesamt siebenmal, die Sagittalnaht fünfmal und die Lambdanaht viermal. Lange Nahtzacken zeigten sich bei 3—5 Jahre alten Kindern und bei einem 8 Jahre alten Mädchen mit zwei- bis dreijähriger Krankheitsdauer. Im Bereich der Sella turcica lagen normale Winkelmeßwerte vor, der Sellaboden wies zweimal eine Porose auf, die Sattellehne fünfmal einen verminderten Kalkgehalt. Da nur ein Teil der Sarkome auf einen begrenzten Raum lokalisiert blieb und das Wachstum relativ rasch und mehr in den tieferen Abschnitten erfolgte, war mit lokalen Veränderungen seltener zu rechnen; so bestand eine Tumorverkalkung nur einmal und eine Wandveränderung der Kalotte in zwei Fällen.

Zeitlich gesehen waren Naht- und auch selläre Veränderungen z. T. bereits nach ein- bis zweimonatiger Krankheitsdauer vorhanden.

Insgesamt konnten also allgemeine Druckzeichen oft (achtmal), lokale Symptome hingegen nur selten (zweimal) nachgewiesen werden. Ein normaler Befund lag bei zwei Jugendlichen vor.

f) Meningiome (7 Fälle)

Der prozentuale Anteil der Meningiome unter den Geschwülsten beläuft sich auf 13—18% (Bailey u. Cushing, Zülch). Ihre in unserer Zusammenstellung einem Wert von 7% entsprechende Zahl erklärt sich aus der Begrenzung auf die beiden ersten Lebensjahrzehnte. Der jüngste Patient war 8 Jahre alt; da sich die Anamnese etwa 5 Jahre zurückverfolgen ließ, muß der Beginn des Meningiomwachstums mit etwa 3 Jahren angenommen werden. Das Lebensalter der übrigen Kranken — die in Klammern angeführten Zahlen geben die Dauer der Vorgeschichte wieder — betrug 12 ($2^1/_2$ Jahre), 12 (9 Jahre), 14 (5 Monate), 18 (7 Jahre), 18 (2 Jahre) und 19 (6 Monate) Jahre.

Unterstellt man auch hier die anamnestischen Angaben als richtig, so hat das Meningiomwachstum bei vier Patienten bereits vor dem 10.—11. Lebensjahr eingesetzt. Eine Stauungspapille war bei vier Kranken vorhanden.

Röntgenologische Veränderungen

Hier fiel zunächst das in allen Fällen normale Nahtbild auf, das einerseits mit dem Alter und teilweise wohl mit der sehr langen Anamnese und der dadurch ermöglichten Anpassung des Schädels an den erhöhten Innendruck erklärt werden kann. Nur einmal waren die Nahtzacken lang, die Naht selbst röntgenologisch aber noch geschlossen.

Verstärkte Impressiones digitatae hatten sich zweimal entwickelt. Ein pathologischer Sellabefund konnte insgesamt viermal erhoben werden, wobei es dreimal auch zu einer Exkavation gekommen war. Bei dem achtjährigen Jungen bestand ein supraselläres Meningiom mit schüsselförmigem Sellaprofil, tiefstehendem Planum sphenoidale und einer Abschrägung der vorderen Sellawand (Abb. 29). Derartige Bilder können bei suprasellären Meningiomen, gelegentlich aber auch bei anderen suprasellären raumfordernden Prozessen beobachtet werden und geben dann einen Lokalisationshinweis (Tönnis, Friedmann und Albrecht).

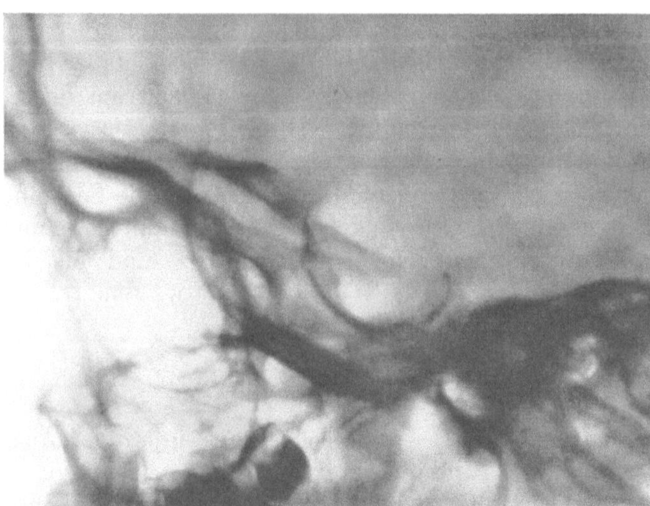

Abb. 29. Achtjähriger Junge. Supraselläres Meningiom mit schüsselförmig verändertem Sellaprofil

Veränderungen im Sinne einer Hyperostose (Abb. 30) oder pathologische Kalkschatten (Abb. 31) lagen bei fünf Patienten vor.

Die Diagnose raumfordernder Prozesse mit gleichzeitiger lokaler Zuordnung war von einem Patienten mit einem noch kleinen parasagittalen Meningiom (Anamnese 6 Monate) abgesehen, in allen anderen Fällen möglich.

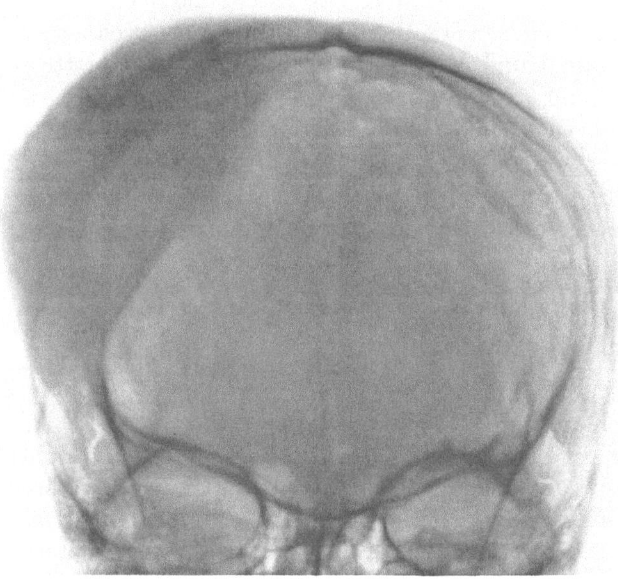

Abb. 30. 18jähriger Patient. Meningiomhyperostose der rechten Kalottenseite

g) Verschiedene kleine Gruppen (4 Gangliocytome, 3 Glioblastome, 3 Plexuspapillome und 3 Mißbildungstumoren)

Der geringen Zahl und auch ihres teils insgesamt, teils im Jugendalter seltenen Vorkommens wegen sollen diese vier kleinen Gruppen unter Berücksichtigung einzelner Besonderheiten zusammenfassend besprochen werden.

Bis zum 5. Lebensjahr kamen zwei Plexuspapillome, bis zum 10. Lebensjahr je ein Gangliocytom, ein Glioblastom und ein Mißbildungstumor zur Beobachtung; die übrigen Patienten waren zwischen 13 und 17 Jahre alt.

Die Anamnese erstreckte sich bei den Gangliocytomen über einen sehr unterschiedlichen Zeitraum (2 Monate bis $3^1/_2$ Jahre), sie betrug bei den Glioblastomen und Plexuspapillomen nie mehr als 6 Monate, bei den Mißbildungstumoren hingegen mehrere Jahre.

Eine Stauungspapille fehlte nur bei einem Gangliocytom mit achtwöchiger und einem Plexuspapillom mit siebenwöchiger Anamnese.

Röntgenologische Veränderungen

Bei den vier Gangliocytomen kam es an der Sella turcica und an den Nähten je zweimal zu pathologischen Veränderungen; die Impressiones digitatae waren ebenfalls zweimal vertieft; einmal hatten sich Kalkeinlagerungen im Tumor gebildet (Abb. 32). Somit lag röntgenologisch stets ein positiver Befund vor.

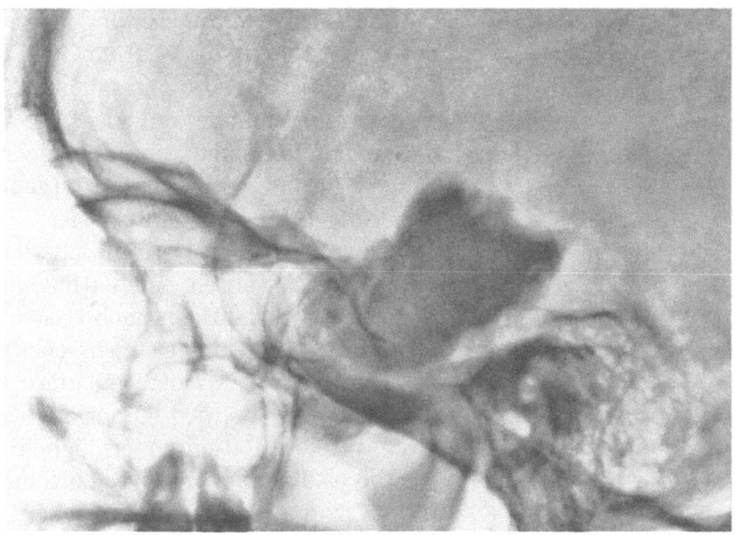

Abb. 31. 17jähriger Patient. Verkalktes Meningiom der mittleren Schädelgrube

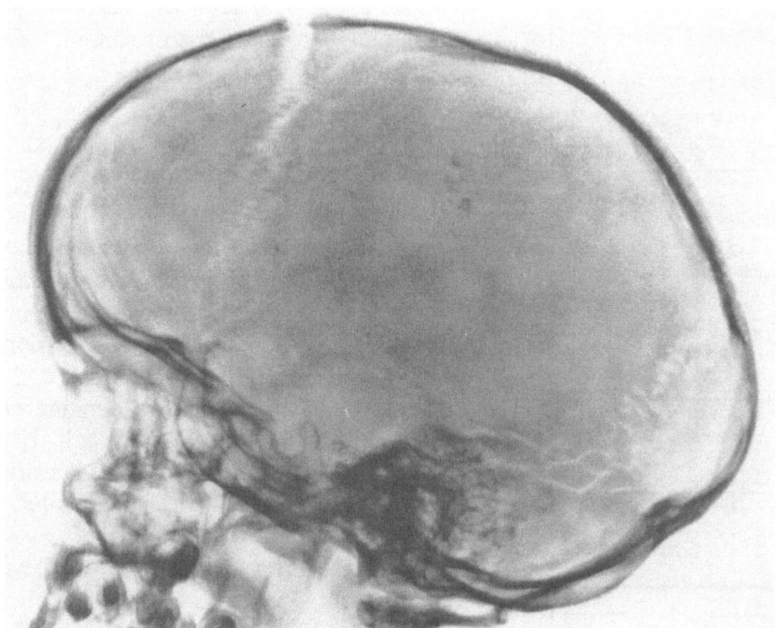

Abb. 32. Gangliocytom mit kleinen isolierten Kalkinkrustationen. Nahtverbreiterung

Die drei Glioblastome hatten je einmal zu Naht- und Sellaveränderungen (9 bzw. 16 Jahre alt) geführt. Verkalkungen fehlten.

Alle drei Plexuspapillome boten Zeichen der intrakraniellen Drucksteigerung, und zwar stets im Nahtbereich und zweimal am Türkensattel. Eine zusätzliche genauere Lokalisation infolge örtlicher Drucksymptome gelang zweimal.

Tabelle 4. *Tumoren des Großhirns (105)*

		1—10 Jahre	11—20 Jahre	Anamnese			Nähte				Sella			I. d.	Verkalkung	Lok.-Veränd.	Pin.-Verl.	o.B.
				½ Jahr	1 Jahr	< 1 Jahr	Cor.	Sag.	Lamb.	Temp.	Größe	Boden	Dors.					
Ependymome. . .	32	21	11	14	8	10	22	21	10	4	6	13	16	9	10	10	—	2
Spongioblastome .	14	6	8	2	2	10	5	5	3	1	6	7	9	3	3	7	1	2
Oligodendrogliome	13	1	12	4	3	6	4	4	1	—	5	7	10	3	6	3	—	1
Astrocytome . . .	7	5	2	5	1	1	2	2	1	1	1	1	1	3	1	—	—	3
Sarkome	10	7	3	5	2	3	7	5	4	—	—	2	5	1	1	2	2	2
Meningiome . . .	7	1	6	2	—	5	—	—	—	—	3	2	4	2	4	2	—	1
Verschiedene kleine Gruppen	13	5	8	9	1	3	7	5	2	1	4	5	7	2	2	6	—	1
Unklassifizierte Tumoren . . .	9	5	4	5	1	3	3	3	2	1	3	2	3	1	4	3	—	2
Gesamt		51 = 48,5 %	54 = 51,5 %	46 = 44 %	18 = 17 %	41 = 39 %	50 = 47,5 %	45 = 43 %	23 = 22 %	8 = 7,6 %	28 = 26,5 %	39 = 37 %	55 = 52 %	24 = 23 %	31 = 29,5 %	33 = 31,5 %	3 = 2,9 %	14 = 13,3 %

Bei den Mißbildungstumoren wiesen selläre und lokale Veränderungen und bei einem Fall eine zusätzliche Nahtverbreiterung auf einen raumfordernden Prozeß hin.

h) Unklassifizierbare Großhirntumoren (9 Fälle)

Hier sind die Neubildungen zusammengefaßt, deren Histologie eine Einordnung in eine der Geschwulstgruppen nicht zuließ.

Anamnesenlänge und Alter der Patienten sind, da Vergleiche fehlen, von untergeordneter Bedeutung, während das Ausmaß röntgenologischer Veränderungen auch hier interessiert.

Eine Nahtverbreiterung ließ sich nur bei Kindern bis zu 7 Jahren, eine pathologisch veränderte Sella bei 8—14jährigen nachweisen.

Durch Kalkeinlagerungen (viermal) und eine Verdünnung der Kalotte an umschriebener Stelle (dreimal) wurde die Tumorlokalisation bei insgesamt sechs Patienten ermöglicht.

Die Abhängigkeit der einzelnen Drucksymptome von der Dauer klinischer Erscheinungen stimmte mit den Ergebnissen der anderen Gruppen überein.

Da das Röntgenbild zweimal keinen positiven Aufschluß gab, betrug die Zahl der Fälle mit allgemeinen Druckzeichen sieben, diejenige mit lokalen Veränderungen sechs.

Besprechung

Ein zusammenfassender Überblick der bei den Großhirnhemisphärentumoren erhobenen Befunde ist in der Tabelle 4 wiedergegeben.

Die beiden häufigsten Symptome waren die Verbreiterung der Coronarnaht (50mal = 47,5 %) und die Porose des Dorsum sellae (55mal = 52 %). Betrachtete man aber die 1. und 2. Lebensdekade jeweils für sich, so war in den ersten 10 Lebensjahren die Nahtverbreiterung mit 75 % führendes Symptom, während Sellaveränderungen nur in 41 % der Fälle vorlagen. Umgekehrt überwog im 2. Dezennium der pathologische Sellabefund mit 63 %; die Häufigkeit einer Nahtverbreiterung sank dagegen auf 22 % ab.

Dieser Unterschied wurde noch deutlicher sichtbar, wenn man nur den Zeitraum der ersten 5 Lebensjahre mit der Altersstufe der 15—20jährigen verglich. So konnte ein pathologischer sellärer Befund bei den 19 Kindern bis zu 5 Jahren nur viermal = 20 %, eine Nahtverbreiterung hingegen 16mal = 85 % nachgewiesen werden, während nach dem 15. Lebensjahr (25 Fälle) nur noch dreimal = 12 % eine Verbreiterung der Schädelhauptnähte bestand, die Sella turcica aber 14mal = 56 % Veränderungen aufwies.

Neben den drei Schädelhauptnähten war es mehrmals auch zu einer Verbreiterung an der Nahtstelle zwischen Temporal- und Parietalschuppe gekommen; nach unseren Erfahrungen traf dies jedoch nur dann zu, wenn die intrakranielle Drucksteigerung bereits vor dem 4.—5. Lebensjahr eingesetzt hatte.

Die Entwicklung einer Nahtverbreiterung beanspruchte bei Kindern bis zu 5—8 Jahren mitunter nur wenige Wochen, hingegen vergingen bei Kindern und Jugendlichen zwischen 8 und 15 Jahren bis zum eindeutigen Nachweis von Naht- und Sellaveränderungen durchschnittlich doch 6 Monate und mehr. Das gleiche galt auch für die Ausbildung vertiefter Impressiones digitatae.

Zur Kombination der einzelnen allgemeinen Drucksymptome ist zu sagen, daß eine Verbreiterung des Nahtspaltes allein in 13,3 % vorlag, isolierte pathologische Befunde am Türkensattel in 16,2 % bestanden und über die Norm hervortretende Impressiones digitatae in 3,8 % nachgewiesen werden konnten.

Naht- und Sellaveränderungen gemeinsam bestanden in 20 % der Fälle, eine Nahtverbreiterung mit vermehrten Impressiones digitatae in 4,8 % und ein krankhafter Sellabefund mit vertieften Impressiones digitatae in 6,7 %.

Alle drei Zeichen der allgemeinen intrakraniellen Drucksteigerung waren in 9,5 % des Krankengutes vorhanden.

Wertete man die Hemisphärentumoren ihrem jeweiligen Sitz nach aus, so ergab sich folgende Verteilung: die meisten Geschwülste (44) waren parietal lokalisiert, dann folgten die occipitalen Tumoren (21) und mit je 20 Fällen die frontalen und temporalen Neubildungen. Der prozentuale Anteil allgemeiner und lokaler Symptome war mit 90 % bei den frontalen Tumoren am größten; für die occipitalen Geschwülste betrug er 77 %, für die temporalen 74 % und für die parietalen Tumoren schließlich 64 %. Ließ man die umschriebenen Veränderungen an der Kalotte und die Kalkeinlagerungen im Tumorgewebe, die jeweils für sich oder miteinander kombiniert in etwa $^1/_3$ der Fälle die Lokalisation der Neubildungen ermöglichten, außer Betracht, so konnte auf Grund der allgemeinen Zeichen einer intrakraniellen Drucksteigerung die Diagnose eines raumfordernden Prozesses bei 55 % der frontalen, 27,5 % der parietalen, 48 % der occipitalen und 30 % der temporalen Geschwülste gestellt werden.

Der Grund für die nur sehr eingeschränkte Erfassung der parietalen und auch temporal gelegenen Neubildungen dürfte mit dem bei dieser Lokalisation häufig fehlenden Hydrocephalus occlusus in Verbindung zu bringen sein.

B. Tumoren im Chiasma- und Hirnstammbereich

a) Opticusgliome (20 Fälle)

Bei den Opticusgliomen handelt es sich meist um Spongioblastome, die überwiegend im orbitalen Teil des Sehnerven entstehen, durch den Canalis opticus in das Schädelinnere einwachsen und sich dann sanduhrförmig, z. T. extrakraniell, vielfach aber auch intrakraniell weiterentwickeln und bis zum Chiasma vordringen. Bevorzugt ist, wie auch bei den Spongioblastomen anderer Lokalisation, das jugendliche Alter. In unserem Krankengut überwog das weibliche Geschlecht deutlich (75 %). Die Anamnese erstreckte sich durchweg über einen längeren Zeitraum, so daß Krankheitssymptome in acht Fällen bereits mehr als 1 Jahr und in weiteren acht Fällen 9—12 Monate lang bestanden. Einseitige Sehstörungen und Exophthalmus, aber meist ohne Stauungspapille, waren die im Vordergrund stehenden klinischen Symptome.

Röntgenologische Veränderungen

Unter den röntgenologischen Befunden ist in erster Linie die Ausweitung, also die lokale Veränderung am Foramen opticum zu nennen. Die beiden Sehnervlöcher zeigten, von einer Ausnahme abgesehen, eine gut erkennbare Seitendifferenz (Abb. 33a und b). In Abhängigkeit von der Größe des Tumors und der Stärke der Auftreibung des Sehnerven im Bereich des Canalis opticus lagen allerdings sehr unterschiedliche Grade der Erweiterung vor, die gelegentlich ein erhebliches Ausmaß erreichten (Abb. 34).

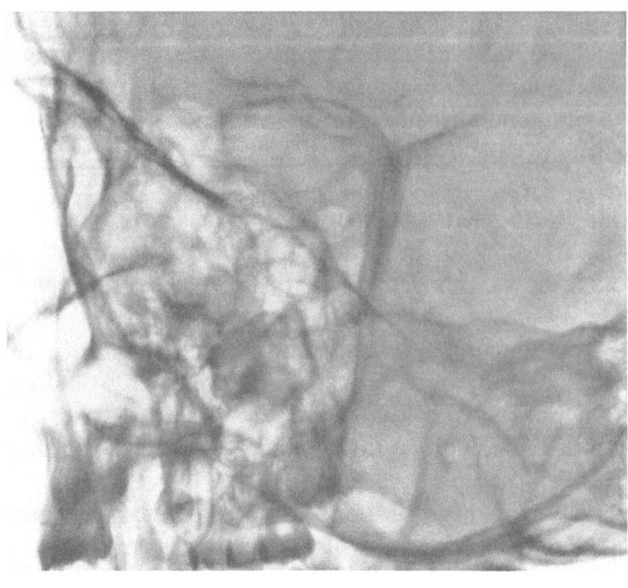

a

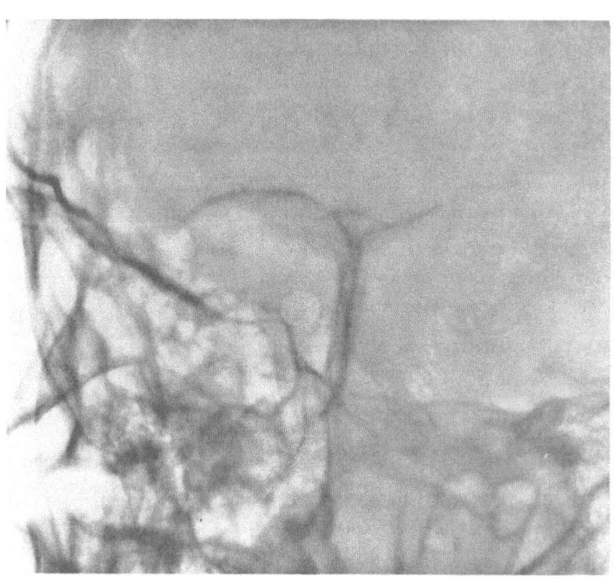

b

Abb. 33a u. b. Opticusgliom.
a Normale Größe des rechten Sehnervloches. b Ausweitung des linken Canalis opticus

Auf die Größe der gesamten Orbita wirkte sich das Tumorwachstum jedoch nicht aus; die in mehreren Richtungen vorgenommene Ausmessung der Augenhöhlen ergab stets seitengleiche normale Werte. Die Erweiterung des in seinen Randkonturen abgrenzbaren und erhalten gebliebenen Foramen opticum ohne gleichzeitige Größenzunahme der Augenhöhle dürfte daher weitgehend charakteristisch für die Opticusgliome sein und die Unterscheidung von anderweitigen intraorbitalen Geschwülsten des Kindesalters ermöglichen, die öfter eine Ausweitung der Orbita hervorrufen, das Sehnervloch im allgemeinen aber nicht verändern. Eine Ausnahme von dieser Regel beschrieben HERTZ und ROSENDAL, die ein vom Boden des 3. Ventrikels ausgehendes Astrocytom beobachteten, das in Richtung der Orbita gewachsen war und neben sellären Veränderungen auch das Foramen opticum erweitert hatte. In unserem Krankengut ergaben sich ebenfalls in einem Fall diagnostische Schwierigkeiten; bei einem jetzt fünfjährigen Mädchen mit einem histologisch gesicherten Rankenneurom der Orbita war der Canalis opticus vergrößert, im Gegensatz zu den Opticusgliomen aber gleichzeitig auch die Augenhöhle nach unten zu erweitert (Abb. 35 a und b).

Nahtveränderungen und eine Vertiefung der Impressiones digitatae fehlten bei den Opticusgliomen infolge der umschriebenen und die Liquorzirkulation nicht beeinträchtigenden Ausdehnung der Tumoren.

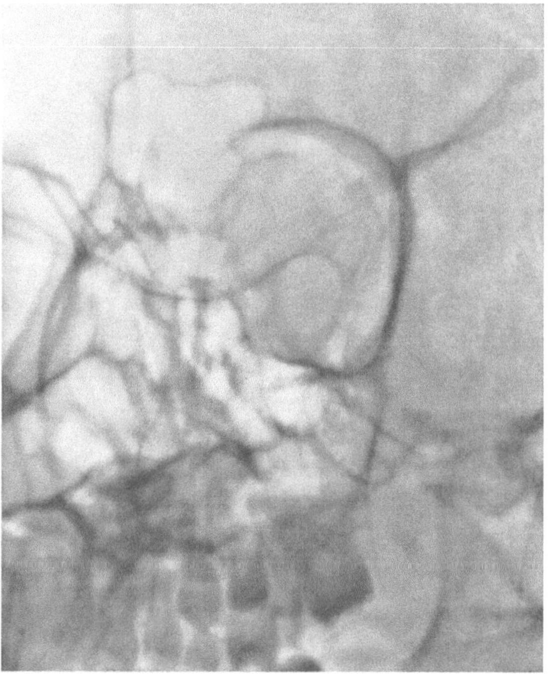

Abb. 34. Opticusgliom mit außergewöhnlich starker Erweiterung des Foramen opticum

An der Sella turcica bestand hingegen dreimal eine Exkavation des Sellalumens mit gleichzeitiger Senkung des Sellabodens und einem Abbau des Dorsum sellae in zwei Fällen (Abb. 36a und b). Die Durchsicht der hierzu gehörenden Krankengeschichten ergab, daß das Gliom dann über den Chiasmabereich hinaus bis in die suprasselläre Region vorgewachsen war. Andererseits muß ein derartiges, über den Sellaeingang reichendes Opticusgliom nicht unbedingt zu einem pathologischen Sellabefund führen, wie dies aus einer Beobachtung mit bereits mehrjähriger Anamnese und einem der Klinik nach schon seit längerer Zeit bestehenden Chiasmasyndrom zu ersehen war.

Über die intrakranielle Ausdehnung der Gliome einen Anhalt zu gewinnen, gelingt daher nicht, da selbst bei großen, z. T. in das Stirnhirn eingewachsenen Tumoren im Nativbild nur eine Ausweitung des Canalis opticus der betroffenen Seite ohne weitere pathologische Befunde vorliegen kann.

b) Kraniopharyngiome (43 Fälle)

Die Kraniopharyngiome können sich nach den Untersuchungen von BRILMAYER und MARGUTH, ORTHNER, TÖNNIS und ZÜLCH suprasellär, intrasellär, aber auch intra- und suprasellär zugleich ausdehnen und daher zu sehr unterschiedlicher klinischer Symptomatik führen, je nachdem, ob der Tumor die Funktion der Hypophyse, des Thalamus oder beider Organe gleichzeitig beeinträchtigt. Die Hypophysengangstumoren entwickeln sich in etwa der Hälfte aller Fälle im Kindes- und Jugendalter und zeigen ein überwiegend intra- und supraselläres, seltener ein rein suprasellares und nur in wenigen Fällen ein ausschließlich intraselläres Wachstum (LENNARTZ, MARGUTH).

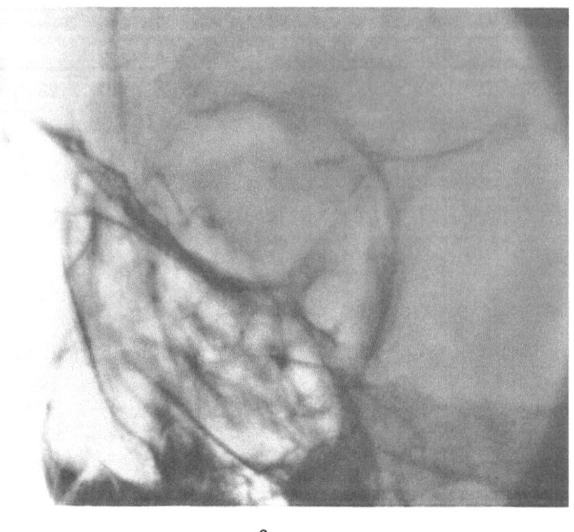

a

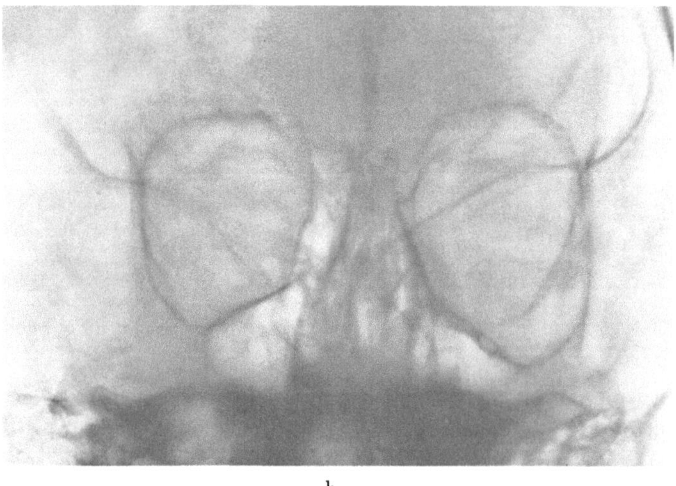

b

Abb. 35. Rankenneurom der linken Augenhöhle mit Vergrößerung des linken Canalis opticus (a) und zusätzlicher Ausweitung der Orbita nach unten (b)

Dies ist nicht nur in klinischer, sondern auch prognostischer Hinsicht von Bedeutung, da die operative Mortalität bei intrasellärem Sitz nur etwa 10 % und bei intra- und supraselIärer Ausdehnung 15 % beträgt, bei ausschließlich suprasellärem Wachstum aber bis zu 50 % ansteigt.

In unserem Krankengut kamen drei Kinder innerhalb der ersten 5 Lebensjahre zur Aufnahme, während sonst eine ziemlich gleichmäßige Verteilung in allen Altersstufen zu beobachten war. Die Anamnese erstreckte sich überwiegend über einen langen Zeitraum und betrug in 15 Fällen über 1 Jahr, in weiteren 12 Fällen sogar mehr als 3 Jahre. Eine Stauungspapille lag bei 23 Kranken vor.

Röntgenologische Veränderungen

Ziel der röntgenologischen Untersuchung war zunächst auch hier, den Nachweis eines raumfordernden Prozesses und seiner Lokalisation zu erbringen. Darüber hinaus wurde untersucht, inwieweit es gelingt, intraselläres und supraselläres Tumorwachstum im Nativ-

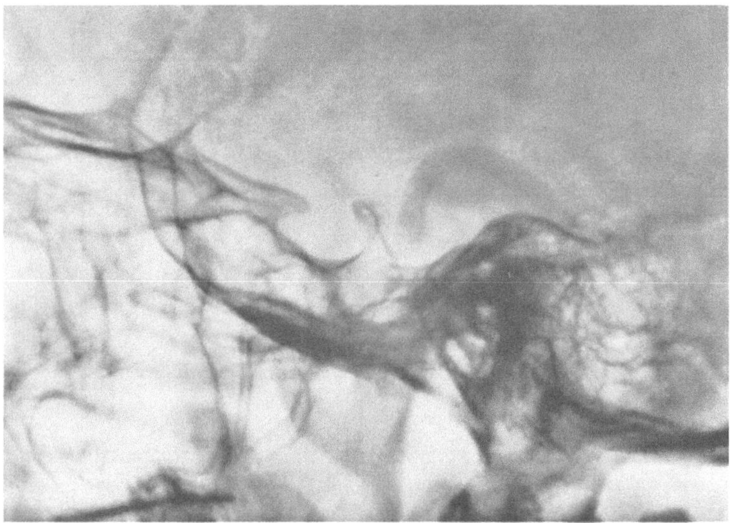

a

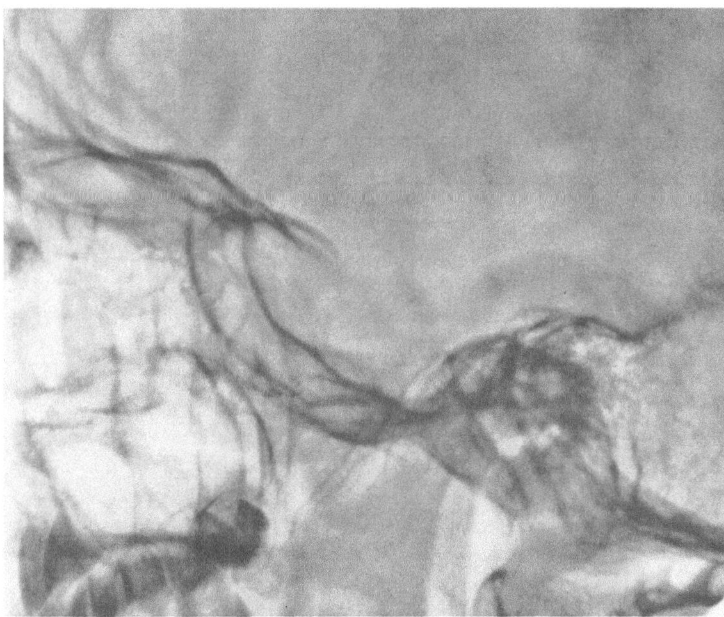

b

Abb. 36a u. b. Selläre Veränderungen unterschiedlichen Grades bei zwei Opticusgliomen mit vorwiegend supraselIärer Ausdehnung

bild zu unterscheiden. Hierüber gab sehr oft bereits die Lage der Verkalkungen Aufschluß, die intrasellär, in Höhe des Sellaeinganges oder suprasellär zu finden waren und im Jugendalter anscheinend noch häufiger auftreten als beim Erwachsenen (GÉRAUD, LAZORTHES und ROULLEAU, PARNITZKE). In unserem Krankengut waren sie in 36 von 43 Fällen = 84 % vorhanden.

Meist sah man in einem haselnuß- bis kirschgroßen Bezirk kleine, krümelige, unregelmäßig angeordnete und z. T. verschieden dichte Kalkherde; gelegentlich kamen auch nur einzelne homogene Kalkschatten vor; bei cystisch entwickelten Kraniopharyngiomen war manchmal nur ein feiner, in der Cystenwand gelegener Kalksaum zu erkennen (Abb. 37a

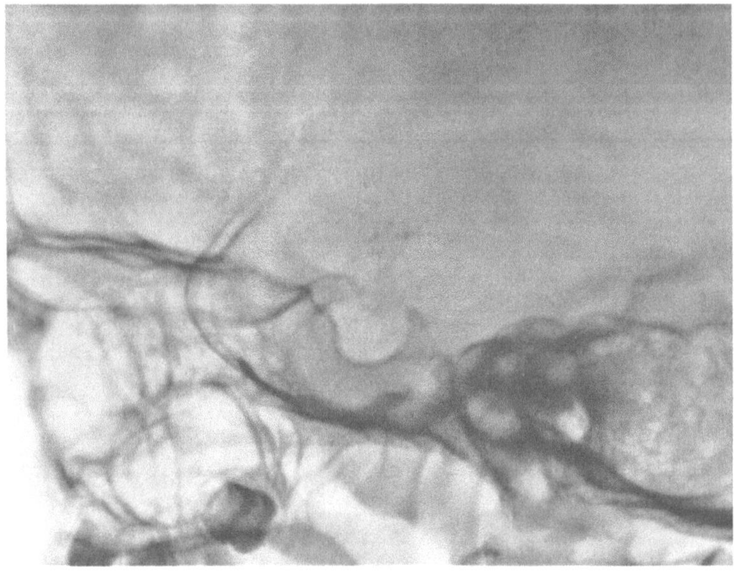

a

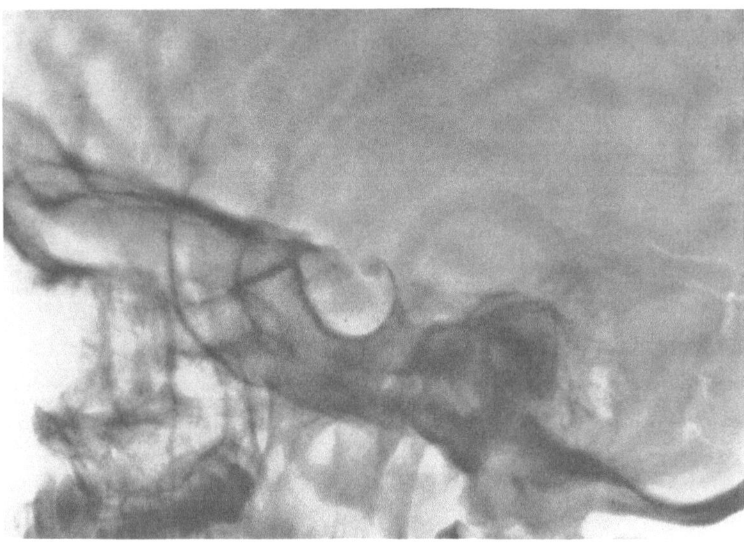

b

Abb. 37a—d. Verschiedene Anordnung der pathologischen Verkalkungen bei Kraniopharyngiomen. a Kleine, krümelige suprasellär gelegene Kalkschatten. b Isolierter Kalkherd in Höhe des Sellaeinganges. c Teils solides, überwiegend cystisches intra- und supraselläres Kraniopharyngiom. d Strichförmige Wandverkalkung eines cystischen Kraniopharyngioms

bis 37d). Da die Größe der Kalkschatten aber sehr oft nicht dem tatsächlichen Umfang der Geschwulst entsprach, wurden zur weiteren Klärung der Frage einer Unterscheidungsmöglichkeit suprasellären und intrasellären Kraniopharyngiomwachstums die operativen Befunde und ventrikulographischen Bilder mit den seitlichen Übersichtsaufnahmen verglichen.

Betrachtet man zunächst die sellären Veränderungen, so fiel die große Zahl der pathologischen Befunde an der Sattellehne auf (37mal). In 31 Fällen bestand ferner eine Senkung des Sellabodens, die stets mit einer Ausweitung des Sellalumens verbunden war.

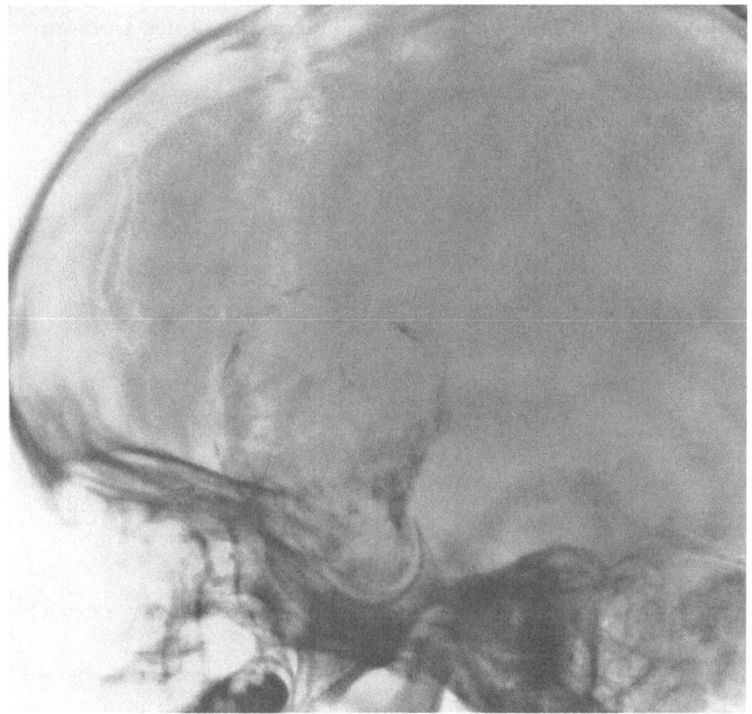

Abb. 37 c

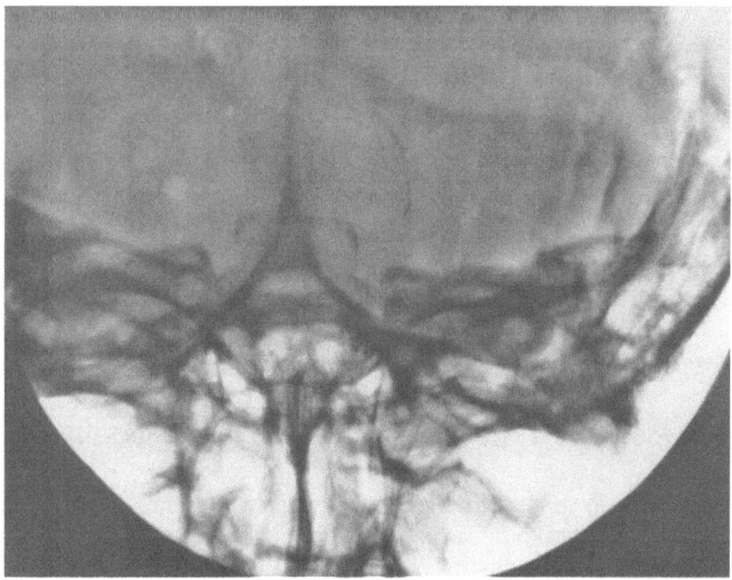

Abb. 37 d

Demgegenüber trat die Zahl der Nahtverbreiterung zurück. 22mal war die Coronarnaht, 16mal die Sagittalnaht, dagegen nur in vier Fällen gleichzeitig auch die Lambdanaht betroffen.

Bei den ausschließlich *intrasellären* Kraniopharyngiomen lag das Bild der Ballonsella mit einer Exkavation des Sellalumens und in den Umrissen erhaltenem, aber schmalem Dorsum vor, wie es von den Hypophysenadenomen her bekannt ist. Nahtveränderungen fehlten (Abb. 38).

Die *suprasellären* Kraniopharyngiome hatten in gut $^{2}/_{3}$ aller Fälle ebenfalls eine Ausweitung des Türkensattels ausgelöst, dabei aber einen Abbau des Dorsum sellae von oben

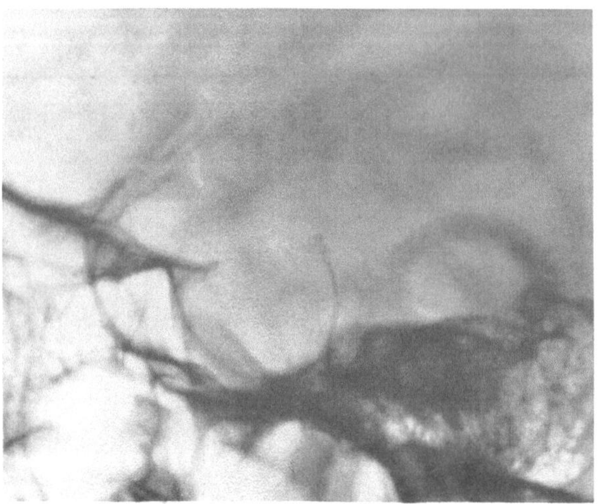

Abb. 38. 14jähriges Mädchen. Primäre Sellaveränderung bei einem intrasellär entwickelten Kraniopharyngiom

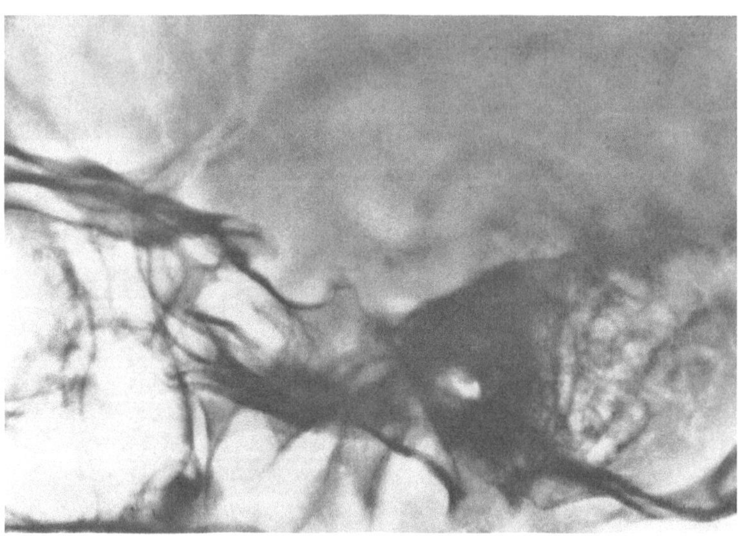

Abb. 39. Elfjähriges Kind.
Suprasellär gelegenes Kraniopharyngiom mit weitgehendem Abbau des Dorsum sellae

her bewirkt (Abb. 39). War durch das Tumorwachstum eine Abflußbehinderung des Liquors aus den Seitenventrikeln durch eine Blockade des Foramen Monroi oder im Bereich des 3. Ventrikels entstanden, so konnte — von einer Ausnahme abgesehen — gleichzeitig eine Nahtverbreiterung nachgewiesen werden (Abb. 40a und b). *Intra- und suprasellär* entwickelte Kraniopharyngiome führten fast ausnahmslos zu einer Sellaerweiterung und stets zu Veränderungen am Dorsum, so daß nie ein normaler Sellabefund vorlag. Das Dorsum sellae selbst war wie bei den suprasellären Kraniopharnygiomen etwa zu gleichen Teilen von oben her arrodiert, oder durch das intraselläre Wachstum ausgezogen, schmal und steil aufgerichtet oder leicht nach vorn gebogen. Auch bei dieser Gruppe ließ sich die Beziehung zwischen Liquorabflußstörung und Nahtverbreiterung nachweisen.

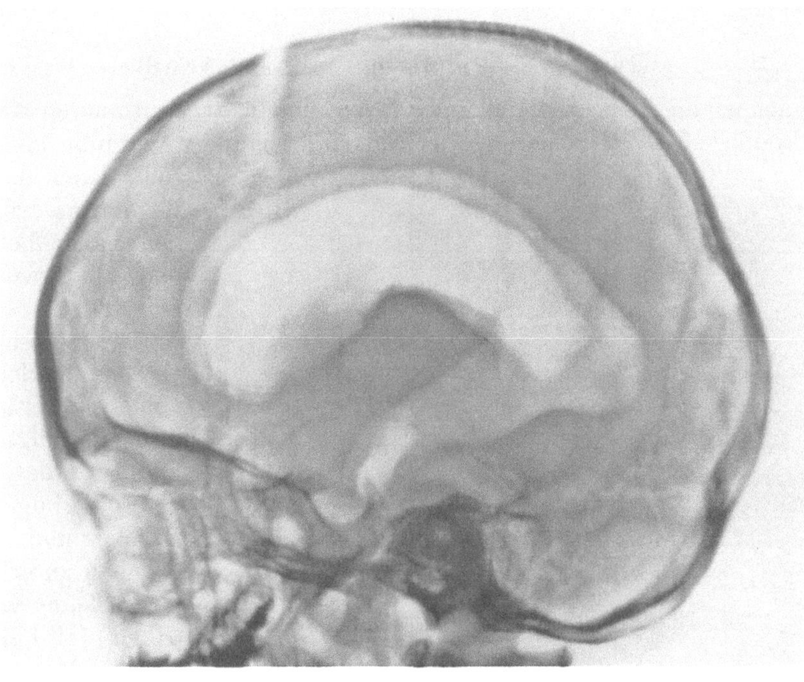

a

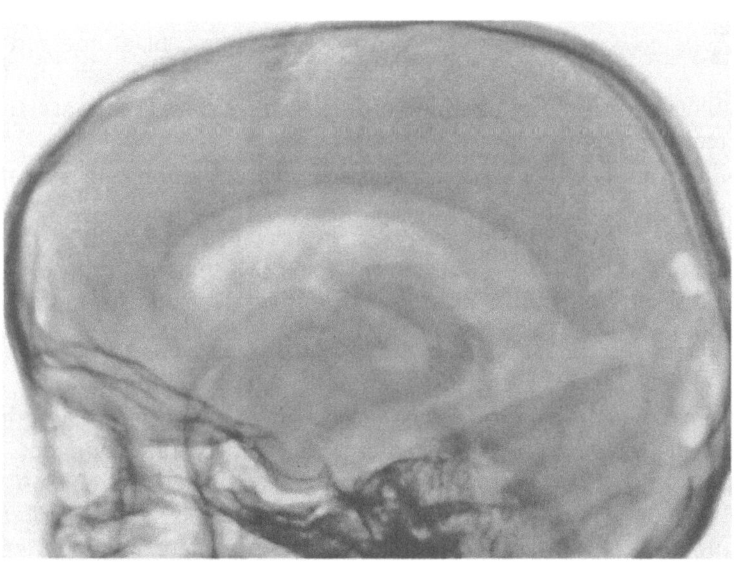

b

Abb. 40. a Supraselläres Kraniopharyngiom; Liquorabflußstörung durch Blockade des Foramen Monroi. Ventrikelerweiterung und Nahtverbreiterung. b Supraselläres Kraniopharyngiom; noch erhaltene Abflußmöglichkeit des Liquors; keine Nahtverbreiterung

Diese Befunde erlauben den Schluß, daß eine Nahtverbreiterung bei den Kraniopharyngiomen ziemlich sicher für eine Verlegung der liquorabführenden Wege durch supraselläres Tumorwachstum spricht. Eine primäre Sellaveränderung ist nur bei den intrasellären oder gleichzeitig suprasellären Kraniopharyngiomen, nie aber bei ausschließlich suprasellär gelegenen Tumoren zu sehen. Ein normales Sellabild kam nur bei suprasellären, dem Umfang nach nicht übermäßig großen Kraniopharyngiomen vor (Abb. 41).

Da auch bei den nicht verkalkten Kraniopharyngiomen stets ein pathologisches Zeichen, sei es an der Sella oder an den Schädelnähten zu erkennen war, boten in unserem Krankengut alle Patienten Symptome eines intrakraniellen raumfordernden Prozesses.

c) Tumoren des Hirnstammes und des 3. Ventrikels

Da manchmal die Ansicht geäußert wird, bei den Hirnstammtumoren würden Zeichen der intrakraniellen Drucksteigerung im Nativbild häufiger vermißt als bei den Geschwülsten des Groß- und Kleinhirns, soll im folgenden näher beleuchtet werden, ob diese Meinung berechtigt ist.

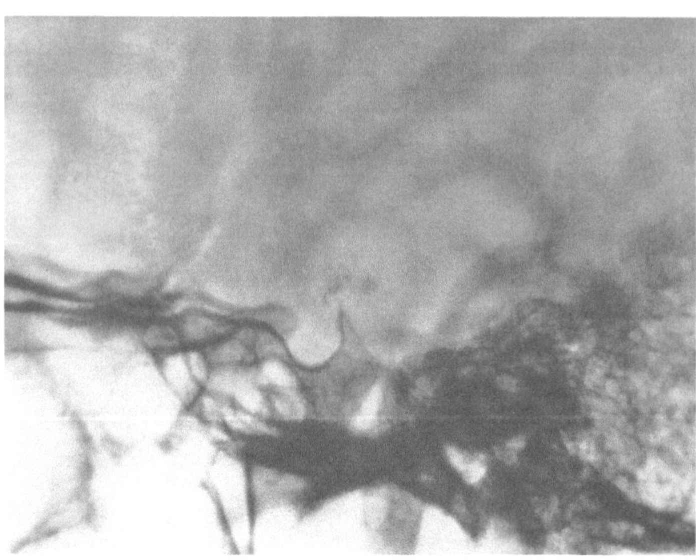

Abb. 41. Kleines supraselläres Kraniopharyngiom; normaler Sellabefund

Die Tumoren dieser Gruppe wurden unabhängig von ihrer Histogenese nach ihrem jeweiligen Sitz in Neubildungen des 3. Ventrikels, der Vierhügelregion, der Brücke und der Stammganglien unterteilt.

α) Tumoren des 3. Ventrikels (19 Fälle). Bei den Geschwülsten im Bereiche des 3. Ventrikels handelt es sich meist um Spongioblastome und Ependymome, seltener um Gangliocytome und Plexuspapillome. Unser Krankengut enthielt außer diesen Tumorarten ein Teratom und eine isolierte Seminommetastase.

Altersverteilung und auch Krankheitsdauer waren infolge der unterschiedlichen Histologie wechselnd und uncharakteristisch.

Klinisch standen neben den allgemeinen Druckzeichen, deren Symptomatik meist erst zur stationären Aufnahme geführt hatte, Sehstörungen und einige Male auch psychische Auffälligkeiten der Patienten im Vordergrund. Eine Stauungspapille wurde in drei Fällen vermißt.

Röntgenologische Veränderungen

Aus der nahen Beziehung und dem Kontakt zur Sella erklärte sich das Überwiegen der sellären pathologischen Befunde gegenüber den Nahtveränderungen. Die über dem Sellaeingang gelegenen 19 Tumoren führten elfmal zu einer Sellaerweiterung und vierzehnmal zu einer Osteoporose der Sattellehne, die in neun Fällen so ausgeprägt war, daß von dem Dorsum nur noch ein kurzer, stummelförmiger Rest zu erkennen war.

Bei den zwei unter 5 Jahre alten Kindern sah man ein normales Sellabild, dagegen bestand eine Verbreiterung der Schädelhauptnähte mit lang ausgezogenen Nahtzähnen. Auch im Alter von 6—10 und 11—15 Jahren zeigten Coronar- und Sagittalnaht noch je zweimal einen abnorm großen Abstand, während bei den 16—20jährigen Patienten keine Nahtverbreiterung mehr vorkam.

Verstärkte Impressiones digitatae hoben sich insgesamt siebenmal und zwar zwischen 6. und 15. Lebensjahr ab.

Die Zeit, in der die Druckzeichen sich ausgebildet hatten, war unterschiedlich. Vereinzelt konnten aber Naht- und auch Sellaveränderungen innerhalb der ersten 3 Monate, eine Porose des Türkensattels und des Sellabodens sogar schon nach 5 Wochen beobachtet werden.

Sah man von der bei den Tumoren des 3. Ventrikels häufiger vorkommenden Sellaform, die auf einen sellanahen Prozeß schließen ließ (Abb. 42), ab, so lag ein lokaler Hinweis nur bei dem bereits erwähnten Teratom vor, in dem es — auf der seitlichen Aufnahme erkennbar — zu kleinen krümeligen Kalkeinlagerungen gekommen war.

Eine seitwärts erfolgte Verlagerung des Kalkschattens der Glandula pinealis ergab sich, allerdings in Verbindung mit anderweitigen Druckzeichen, dreimal. Ein normales Röntgenogramm lag nur in drei Fällen und zwar bei einem 8-, 11- und 17jährigen Patienten mit 3-, 6- bzw. 12monatiger Anamnese vor, so daß es bei dieser Tumorgruppe gelang, im Nativbild bei 16 von 19 Patienten Beweise für eine intrakranielle Drucksteigerung zu erhalten.

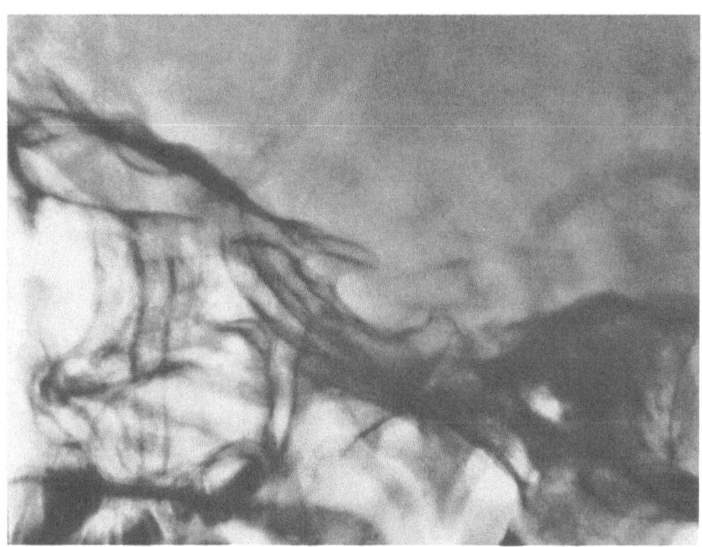

Abb. 42. Tumor des 3. Ventrikels. Stummelförmiges Dorsum sellae mit horizontaler oberer Begrenzung

β) Tumoren der Vierhügelregion (27 Fälle). Hier überwiegen die Pinealome; außerdem sind aber auch Spongioblastome, Glioblastome, Ependymome und andere Tumoren in der Vierhügelgegend beschrieben worden. Daß die Zahl der männlichen Patienten (19) die der weiblichen so überwog, erklärte sich aus der Häufigkeit der Zirbeltumoren, die vornehmlich das männliche Geschlecht betroffen (ZÜLCH).

Die meisten Patienten kamen zwischen dem 11. und 15. Lebensjahr zur stationären Aufnahme; bei sieben Patienten war die Tumorsymptomatik bereits in den ersten 5 Lebensjahren und bei weiteren fünf Kranken zwischen dem 6. und 10. Lebensjahr manifest geworden. Die Anamnese erstreckte sich bei $^{2}/_{3}$ der Beobachtungen über etwa 9 Monate, in keinem Fall aber über einen mehr als dreijährigen Zeitraum. Allgemeine und auf den Tumorsitz hinweisende Symptome traten häufig gleichzeitig oder nur in geringem zeitlichen Abstand voneinander auf.

Alle Patienten dieser Gruppe hatten eine Stauungspapille.

Röntgenologische Veränderungen

Naht- und Sellaveränderungen hielten sich bei den Tumoren der Vierhügelregion im Gegensatz zu den Geschwülsten des 3. Ventrikels die Waage. Der Nahtbindegewebsspalt der Coronar- (vierzehnmal) und Sagittalnaht (neunmal) war vornehmlich in den ersten 5 Lebensjahren, nicht mehr aber nach dem 15. Lebensjahr verbreitert. Ein entsprechender Befund an der Lambdanaht bestand sechsmal. Die Temporalnahtveränderung betraf ein erst zweieinhalbjähriges Kind. Die insgesamt fünfzehnmal nachweisbare Porose des Dorsum sah man in erster Linie bei den 11—15jährigen, aber auch schon bei jüngeren Kindern. Die Zahl der Kranken mit einer Sellaexkavation und einer Beteiligung des Sellabodens war im Verhältnis zu den Tumoren des 3. Ventrikels aber sehr viel geringer. Vermehrte und vertiefte Impressiones digitatae hatten sich — ziemlich gleichmäßig auf die Altersstufen zwischen 4 und 15 Jahren verteilt — vierzehnmal entwickelt. Im Vergleich zu den anderen Tumorgruppen war trotz der im wesentlichen gleichartigen Alterszusammensetzung des Krankengutes die Zahl der Kalkeinlagerungen in der Glandula pinealis besonders groß (13 Fälle); hieraus erklärt sich der mit 25% im Jugendalter hohe Anteil einer nachweisbaren Pinealisverlagerung, die neben der seitlichen Verschiebung meist auch eine Abdrängung nach unten zu erkennen ließ.

Da bei fünf dieser Fälle die Kalkeinlagerungen in der Zirbeldrüse so ausgedehnt waren, daß es sich nicht mehr um eine als physiologisch anzusehende Verkalkung handeln konnte, ergab sich in Verbindung mit den anderen Drucksymptomen zusätzlich die Möglichkeit einer Artdiagnose (Abb. 43).

Röntgenologisch normale Verhältnisse lagen viermal vor, so daß auch bei diesen Tumoren in 23 Fällen ein sicherer Anhalt für eine intrakranielle Drucksteigerung gegeben war.

γ) Tumoren der Brücke (16 Fälle). Die Geschwülste des caudalen Hirnstammes zeigten im Vergleich zu den Tumoren des 3. Ventrikels und des Vierhügelgebietes einige Besonderheiten. Die Patienten waren sehr jung und mit einer Ausnahme nicht älter als 10 Jahre. Im Gegensatz zu den Vierhügeltumoren überwogen die Mädchen (11 ♀, 5 ♂). Anamnestisch fiel auf, daß zwischen Erstsymptom und Klinikaufnahme durchweg nicht mehr als 6 Monate vergangen waren, obwohl histologisch gesehen ganz verschiedenartige Tumoren zugrunde lagen. Eine Stauungspapille fehlte im Vergleich zu anderen Gruppen relativ oft (6 Fälle).

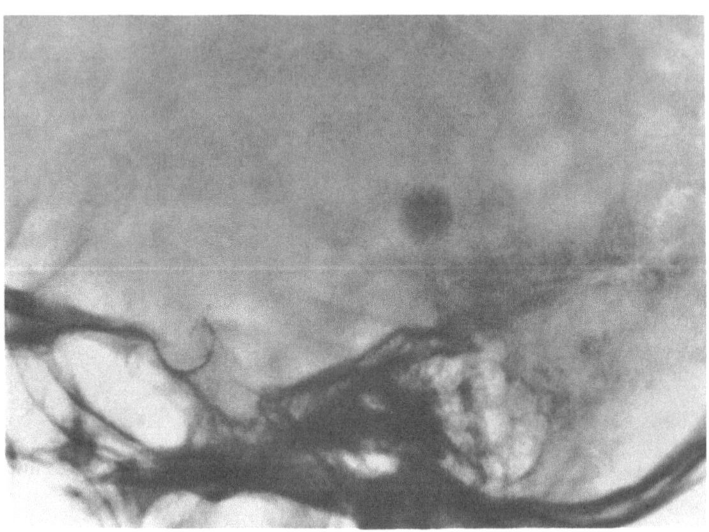

Abb. 43. Pinealom. Perlenartige homogene Verkalkung

Röntgenologische Veränderungen

Auch röntgenologisch ergaben sich Unterschiede zu den beiden vorangegangenen Gruppen. So konnten selläre Veränderungen, die bei den Tumoren der Vierhügelregion relativ oft vorhanden waren, bei den Geschwülsten im Ponsbereich nur einmal nachnachgewiesen werden. Zu Kalkeinlagerungen im Tumor war es ebenfalls nicht gekommen und desgleichen fehlten, wohl infolge des noch geringen Lebensalters, Kalkeinlagerungen in der Glandula pinealis, aus deren Verlagerung vielleicht ein Anhalt über Sitz und Lage des Tumors zu gewinnen gewesen wäre.

Auch das Innenrelief des Schädels war nie im Sinne der Drucksteigerung verändert.

So blieb als Drucksymptom nur die Nahtverbreiterung, die im Bereich der Sutura coronalis siebenmal und gleichzeitig fünf- und zweimal auch an der Sagittal- und Lambdanaht zu erkennen war.

Die Ursache für die große Zahl (50%) normaler röntgenologischer Auswertungsergebnisse dürfte z. T. darin begründet sein, daß die Nahtveränderungen bei den noch sehr jungen Patienten mit einer Ausnahme einziges, aber auch nur in durchschnittlicher Häufigkeit vorhandenes Symptom blieben. Zum anderen bestehen sicherlich auch Beziehungen zu der oft nur verhältnismäßig kurzen Krankheitsdauer und zum Ausmaß der hydrocephalen Erweiterung der Ventrikel, das bei den Ponstumoren wegen der meist noch bestehenden Durchgängigkeit des Aquäduktes nur geringe Grade erreicht hatte.

δ) Tumoren der Stammganglien (14 Fälle). Die Geschwülste der Stammganglien, bei denen es sich in unserem Krankengut vorwiegend um Spongioblastome, Astrocytome und Gangliocytome handelte, ergaben ein wieder anderes Bild. Neun Patienten waren im 2. Lebensjahrzehnt, meist sogar erst nach dem 15. Lebensjahr erkrankt; die Anamnese erstreckte sich in der Hälfte aller Fälle über einen mehr als einjährigen Zeitraum. Eine Stauungspapille lag sechsmal vor.

Röntgenologische Veränderungen

Infolge des durchschnittlich schon höheren Alters der Jugendlichen standen die sellären Veränderungen im Vordergrund; es war fünfmal zu einer Porose des Dorsum, darunter zweimal mit einer Ausweitung des Sellalumens und einer zusätzlichen Nahtverbreiterung gekommen.

Ferner hatten sich in einem Fall ohne anderweitige Drucksymptome vertiefte Impressiones digitatae entwickelt.

Von der Anamnesenlänge her betrachtet fiel auf, daß bei allen Fällen mit Druckzeichen schon eine mehr als einjährige Krankheitsdauer bestand. Somit war der Anteil röntgenologisch normaler Befunde auch in dieser Gruppe überdurchschnittlich groß; weil aber die Zirbeldrüse in fünf Fällen bereits Kalk eingelagert hatte und bei vier dieser Patienten eine Seitenverlagerung — darunter zweimal ohne sonstigen pathologischen Befund — zu erkennen war, ergab sich doch in acht Fällen ein noch positives röntgenologisches Ergebnis.

Besprechung

Die Entwicklung der Drucksymptome bei den Neubildungen des Chiasmabereiches und des Hirnstammes war sowohl zahlenmäßig als auch nach der Art der Veränderungen weniger vom jeweiligen biologischen Verhalten, sondern in erster Linie vom Sitz der Geschwulst abhängig.

Die in enger Nachbarschaft der Sella gelegenen Tumoren des 3. Ventrikels und die Kraniopharyngiome verursachten vor allem am Türkensattel Druckzeichen, die zum großen Teil als lokale Druckfolge angesehen und gewertet werden müssen.

Bei den Vierhügeltumoren war der Prozentsatz erkennbarer pathologischer Befunde (85 %) ebenfalls groß. In einigen Fällen lag wegen der ausgedehnten Verkalkung innerhalb der Zirbeldrüse und deren gleichzeitiger Verlagerung die Annahme eines Pinealoms nahe.

Die Feststellung, daß das Röntgenbild bei der Gruppe der Hirnstammtumoren vielfach einen normalen Befund ergibt, gilt somit nur für die Ponstumoren und bis zu einem gewissen Grad auch für die Stammganglienegeschwülste zu Recht.

Insgesamt lag bei den Neubildungen des oralen und caudalen Hirnstammes unter Einschluß der Tumoren des 3. Ventrikels in 73 % ein positives röntgenologisches Ergebnis vor, so daß die Resultate im Vergleich zu den Großhirntumoren (86,7 %) nicht so ungünstig sind, wie dies manchmal vermutet wird.

Bei den Kraniopharyngiomen konnten stets Zeichen der intrakraniellen Drucksteigerung nachgewiesen werden; auf Grund der Lage der Kalkschatten und in Verbindung mit dem Ausmaß der sellären Veränderungen war das Nativbild z. T. sogar in der Lage, Aufschluß über die rein intraselläre, ausschließlich supraselläre und die intra- und supraselläre Entwicklung der Hypophysengangsgeschwülste zu geben. Ferner erlaubten Form und Anordnung der einzelnen Kalkschatten vielfach, cystische und solide Geschwülste zu unterscheiden.

Die Opticusgliome führten, von einer Ausnahme abgesehen, stets zu einer unterschiedlichen Ausweitung des Foramen opticum, im Gegensatz zu andersartigen intraorbitalen Tumoren aber nie zu einer Vergrößerung der Augenhöhle.

Tabelle 5. *Tumoren im Chiasma- und Hirnstammbereich (139)*

	1—10 Jahre	11—20 Jahre	Anamnese			Nähte				Sella			I. d.	Ver-kalkung	Lok.-Veränd.	o.B.
			½ Jahr	1 Jahr	<1 Jahr	Cor.	Sag.	Lamb.	Temp.	Größe	Boden	Dors.				
Opticusgliome 20	11	9	5	7	8	—	—	—	—	3	2	2	—	—	19	1
Kraniopharyngiome 43	19	24	6	10	27	22	16	4	—	31	31	37	16	36	—	—
Tumoren des 3. Ventrikels . 19	7	12	10	3	6	6	5	2	1	11	14	14	7	1	—	3
Tumoren der Vierhügelregion 27	12	15	14	6	7	14	9	6	1	6	9	15	14	5	—	4
Tumoren der Brücke . . . 16	15	1	14	1	1	7	5	2	—	1	1	1	—	—	—	8
Tumoren der Stammganglien 14	5	9	4	3	7	2	2	1	—	2	4	5	2	—	—	6
Gesamt	69 = 49,8 %	70 = 50,2 %	53 = 39 %	30 = 21 %	56 = 40 %	51 = 37 %	37 = 27 %	15 = 10,8 %	2 = 1,4 %	54 = 39 %	61 = 44 %	74 = 53,5 %	39 = 28 %	42 = 30,5 %	19 = 13,6 %	22 = 15,9 %

Einzelheiten über die in diesem Rahmen besprochenen Tumorgruppen gibt die Tabelle 5 wieder.

C. Infratentorielle Tumoren

Unter den cerebralen Tumoren des Kindes- und Jugendalters ist die Zahl der infratentoriellen Geschwülste die größte. Nach KEITH, CRAIG und KERNOHAN entstehen bis zum Alter von 15 Jahren etwa $^2/_3$ aller Tumoren infratentoriell und $^1/_3$ supratentoriell; bei ein- bis fünfjährigen Kindern verschiebt sich dieses Verhältnis auf 71,3 % zu 28,7 % zugunsten der Kleinhirngeschwülste. Aus einer Literaturzusammenstellung von TÖNNIS und BORCK, die 1313 Tumoren bis zu einer Altersgrenze von 20 Jahren berücksichtigt, ist zu entnehmen, daß 717 = 55 % aller Tumoren infratentoriell und 596 = 45 % supratentoriell lokalisiert waren.

Bei den Tumoren des Kleinhirns überwiegen die Medulloblastome und Spongioblastome; erst in großem Abstand folgen die Ependymome und andersartige Tumoren (BAILEY u. CUSHING, KEITH, CRAIG und KERNOHAN, ZÜLCH). Das Wachstum der Geschwülste beginnt bei den Medulloblastomen vorwiegend im Kleinhirnwurm, den Spongioblastomen mehr in den Kleinhirnhemisphären und bei den Ependymomen im 4. Ventrikel (BOLDREY); für die klinische Symptomatik und Artbestimmung ergeben sich daraus aber keine verbindlichen Anhaltspunkte (TÖNNIS und BORCK).

a) Medulloblastome (87 Fälle)

Die Medulloblastome sind als die bösartigen Geschwülste des Kleinhirns bekannt. Ihre Zahl entspricht — auch nach den Angaben anderer Autoren — in etwa der der Spongioblastome; dagegen stimmen Alterszusammensetzung und Anamnesendauer nicht überein. 63 Kinder kamen innerhalb der ersten 10 Lebensjahre zur Aufnahme, in der zweiten Lebensdekade dagegen nur noch 24. Ein deutlicher Gipfel war im 6.—10. Lebensjahr mit allein 43 histologisch gesicherten Medulloblastomen zu erkennen. Die Länge der Anamnese betrug bei 57 Kindern nicht mehr als 6 Monate und bei weiteren 23 Patienten bis zu 12 Monaten, so daß eine länger als 1 Jahr währende Erkrankung nur 7mal registriert werden konnte. 76 der Tumoren lagen — da das Wachstum vom Kleinhirnwurm ausging — mittelständig, nur elfmal hatte sich die Geschwulst überwiegend in den Kleinhirnhemisphären ausgebreitet.

Unter den klinischen Symptomen herrschten Kopfschmerzen, Erbrechen, Schwindelerscheinungen und Gehstörungen vor. Eine Stauungspapille bestand in 81 Fällen.

Röntgenologische Veränderungen

Unter den röntgenologisch faßbaren Druckzeichen dominierte die Verbreiterung der Schädelhauptnähte;

hiervon war die Kranznaht 63mal, die Sagittalnaht 48mal, die Lambdanaht 29mal und die Temporalnaht 4mal betroffen, wobei an der Temporalnaht aber wiederum nur in den ersten 5 Lebensjahren ein pathologischer Befund vorlag (Abb. 44). Eine Verlängerung der Nahtzähne konnte insgesamt 37mal, überwiegend bei einer Krankheitsdauer von 3—9 Monaten beobachtet werden.

An der Sella turcica waren Veränderungen des Sellabodens und der Sattellehne in je 34 Fällen vorhanden, während eine Sellaerweiterung nur 19mal nachgewiesen werden konnte.

Die Auswertung der Impressiones digitatae ergab 28mal — allerdings stets in Verbindung mit anderen Druckzeichen — einen pathologischen Befund. Normal war das

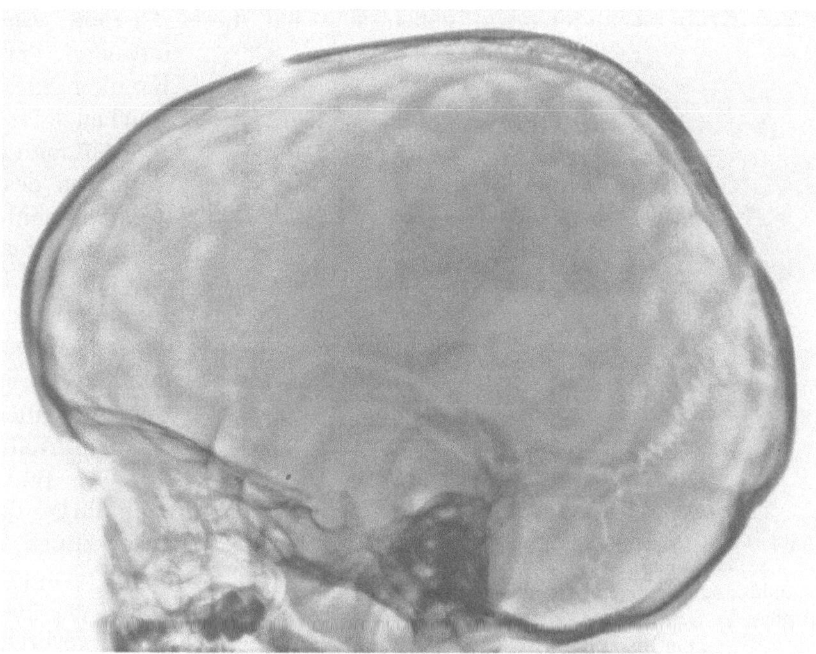

Abb. 44. Fünfjähriges Kind. Medulloblastom; Verbreiterung der Sutura coronalis und lambdoidea, einschließlich der Sutura squamoso-temporalis. Vertiefung der Impressiones digitatae

Röntgenbild elfmal bei den medial gelegenen und dreimal bei den mehr lateral entwickelten Medulloblastomen.

Der Vergleich der röntgenologischen Ergebnisse mit der jeweiligen Krankheitsdauer zeigte, daß die Drucksymptome bei einer bis zu 3 Monate langen Anamnese in 27 %, nach 6 Monaten nur noch in 12,9 % und nach 12 Monaten in 13 % fehlten.

Da es durch den raumfordernden Prozeß zu einer Erweiterung des Foramen occipitale magnum, zu einer Atrophie der Randkonturen oder zu einer Verdünnung der Occipitalschuppe kommen kann, ist bei den Kleinhirntumoren auch an die Möglichkeit lokaler Veränderungen zu denken. Derartige Befunde sind auf einer Hinterhauptslochaufnahme mit ausreichender Sicherheit zu erkennen; unter 24 entsprechenden Bildern war bei den Medulloblastomen aber nur einmal eine unscharfe Kontur des Hinterhauptsloches an umschriebener Stelle zu sehen.

Berücksichtigte man alle pathologischen Veränderungen, so konnte insgesamt bei 73 Patienten = 83,8 % ein positiver Befund erhoben werden.

b) Spongioblastome (85 Fälle)

Diese mehr gutartige Form der Kleinhirngeschwülste kommt nach Zülch besonders häufig bei Kindern zwischen dem 8. und 12. Lebensjahr vor. In unserem Krankengut waren allerdings alle Altersstufen gleichmäßig betroffen. Die Spongioblastome hatten sich überwiegend in der Kleinhirnhemisphäre entwickelt, waren mehrfach aber auch in die medialen Abschnitte des Kleinhirns eingewachsen, so daß dann eine exakte Trennung lateral und medial gelegener Tumoren nicht mehr gelang.

Die Anamnese erstreckte sich durchweg über einen längeren Zeitraum als bei den Medulloblastomen; innerhalb der ersten 6 Monate kamen 33 Patienten, zwischen 6 und 12 Monaten 28 und nach mehr als 1 Jahr noch 24 Patienten zur Aufnahme. Die Zahl der Kranken mit einer Stauungspapille war mit 78 Patienten auch hier hoch.

Röntgenologische Veränderungen

Die Beziehungen zwischen Nahtverbreiterung und Sellaveränderung einerseits und Alter der Kranken andererseits ließen sich bei dieser Gruppe wegen der homogenen Verteilung des Krankengutes gut vergleichen.

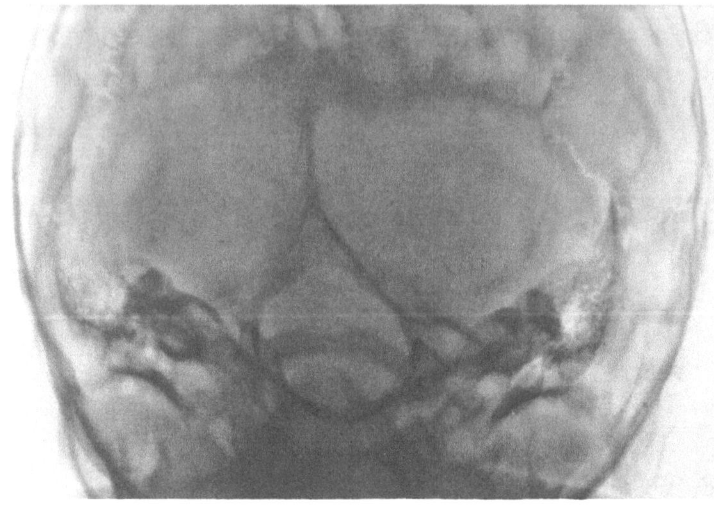

Abb. 45. Spongioblastom der linken Kleinhirnhemisphäre. Verformung des Hinterhauptsloches, Verlagerung der Crista occipitalis interna, Verdünnung der linken Unterschuppe

Greift man zunächst die Patienten des ersten Lebensjahrzehntes (42 Fälle) heraus, so zeigte es sich, daß die Nahtverbreiterung (38 Fälle) gegenüber dem pathologischen Sellabefund (18 Fälle) überwog. Bei einer nochmaligen Unterteilung in einbis fünf- und sechs- bis zehnjährige Kinder war zu erkennen, daß in der ersten Gruppe fast immer alle drei Schädelhauptnähte verbreitert waren, während bei den 6 bis 10 Jahre alten Kindern die Lambdanaht vielfach einen noch normalen Nahtrandabstand hatte.

Im zweiten Dezennium (43 Fälle) verteilten sich Naht- und Sellabefunde gerade umgekehrt, d. h. eine Nahtverbreiterung bestand nur noch 14mal, eine Porose des Dorsum und des Sellabodens ließ sich hingegen in 30 Fällen nachweisen.

Die bei einem Jugendlichen erkennbare Verlagerung der Glandula pinealis zeigte, daß dieser Hinweis auf eine Massenverschiebung auch bei infratentoriellen Tumoren vorkommen kann.

Die getrennte Auswertung der medial und lateral lokalisierten Tumoren ergab für die allgemeinen Druckzeichen übereinstimmende Resultate, nicht aber für die lokalen Veränderungen. Die bei 22 Patienten vorliegende Aufnahme der Hinterhauptsregion ermöglichte bei lateral gelegenen Spongioblastomen, bei denen sich außer dem Tumor eine größere Cyste entwickelt hatte, in acht Fällen eine Seitenbestimmung. Zum Teil war die Randkontur des Foramen occipitale magnum nicht scharf begrenzt oder das Hinterhauptsloch selbst deformiert, z. T. bestand eine Verdünnung der über der Cyste gelegenen Occipitalschuppe und einer Verlagerung der Crista occipitalis interna durch Knochenumbau zur Gegenseite (Abb. 45). Im Gegensatz zu diesen Befunden darf eine auf dem seitlichen Übersichtsbild erkennbare Asymmetrie der Occipitalschuppe nicht als eine lokale, tumorbedingte Ausbuchtung der Calotte gedeutet werden, da sie auch beim Gesunden zu beobachten und daher als Variante aufzufassen ist (Abb. 46).

Bei einer bis zu 3 Monate langen Anamnese fehlten in sieben Fällen, nach 6 Monaten bei drei Kranken und nach einem und mehr Jahren bei zwei Patienten röntgenologische Zeichen der intrakraniellen Drucksteigerung.

Ein regelrechter röntgenologischer Befund ergab sich insgesamt bei zwölf Patienten, so daß — ganz ähnlich den Medulloblastomen — die Anzahl der Aufnahmen mit positiven Ergebnissen einem Prozentsatz von 86% entsprach.

c) Kleinhirnependymome (22 Fälle)

Die Ependymome hatten größtenteils durch ihr Wachstum den 4. Ventrikel verlegt; nur zweimal lag der Tumor in den seitlichen Abschnitten des Kleinhirns. Alters- und Geschlechtsverteilung waren uncharakteristisch. Zur Anamnese ist zu sagen, daß die Patienten überwiegend im Laufe des 1. Jahres, häufiger sogar schon innerhalb der ersten 6 Monate nach Krankheitsbeginn zur Aufnahme kamen; dies dürfte mit der frühzeitig einsetzenden Liquorpassagestörung zusammenhängen.

Die Zahl der Kranken mit einer Stauungspapille betrug 20.

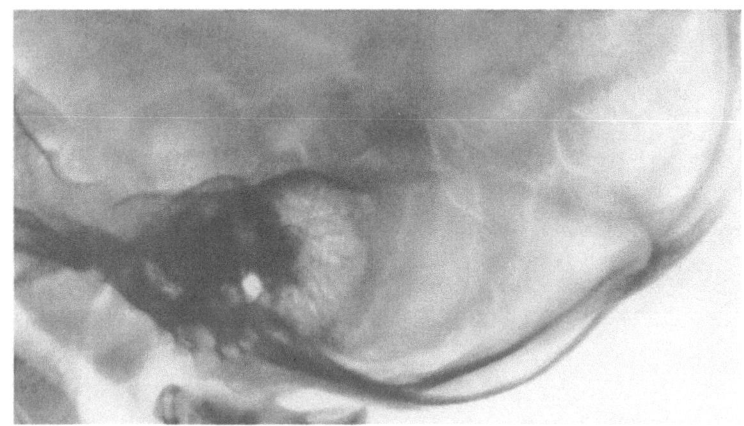

Abb. 46. Asymmetrie der hinteren Schädelgrube im seitlichen Bild (Variationsmöglichkeit)

Röntgenologische Veränderungen

Auch bei dieser Tumorgruppe wurde das wechselnde, vom Alter abhängige Verhalten der Schädelnähte und der Sella turcica erkennbar. Von einer Ausnahme abgesehen, kam es nur bis zum 10. Lebensjahr zu einer Verbreiterung der Schädelhauptnähte (zehnmal) und bis zum 3. Lebensjahr zu einer gleichzeitigen Beteiligung der Temporalnaht.

Dagegen überwogen im 11.—19. Lebensjahr die Druckzeichen an der Sella turcica (achtmal).

Über die Norm verstärkte Impressiones digitatae kamen zu den anderen Symptomen in vier Fällen hinzu.

Pathologische Verkalkungen, die bei den Großhirnependymomen relativ oft vorhanden waren, fehlten bei den Kleinhirnependymomen unseres Krankengutes. Eine Verlagerung der Glandula pinealis konnte nicht beobachtet werden.

Die Zahl der Kinder und Jugendlichen, bei denen röntgenologisch Anzeichen einer intrakraniellen Drucksteigerung fehlten, betrug sieben. Mit einem positiven Resultat von 68% lag die Gruppe der Kleinhirnependymome damit unter den bei den Medulloblastomen und Spongioblastomen errechneten Ergebnissen.

d) Plexuspapillome (5 Fälle)

Die Befunde bei den Plexuspapillomen unterschieden sich nicht von denen anderer Neubildungen des Kleinhirns. Lebensalter (3—19 Jahre) und Anamnesendauer (5 Monate bis 4 Jahre) schwankten sehr. Alle Patienten hatten eine Stauungspapille.

Röntgenologisch ist hervorzuheben, daß stets allgemeine Zeichen der intrakraniellen Drucksteigerung vorhanden waren und viermal eine Nahtverbreiterung und selläre Veränderungen gleichzeitig vorlagen. Lokale Befunde fehlten, so daß eine Art- oder Lagebestimmung nicht gelang.

e) Unklassifizierbare Kleinhirntumoren (5 Fälle)

Bei dieser Gruppe handelte es sich in vier Fällen um Kinder zwischen 1 und $2^1/_2$ Jahren mit einer, soweit beurteilbar, kurzen, über wenige Wochen bis zu 3 Monaten sich erstreckenden Anamnese. Eine Stauungspapille hatte sich bei drei Kindern entwickelt.

Im *Röntgenbild* sah man dreimal ausschließlich eine Erweiterung der Schädelhauptnähte. Der Fall eines 16jährigen Mädchens zeigte dagegen eine Exkavation der Sella mit Porose von Boden und Dorsum bei normalem Nahtbild.

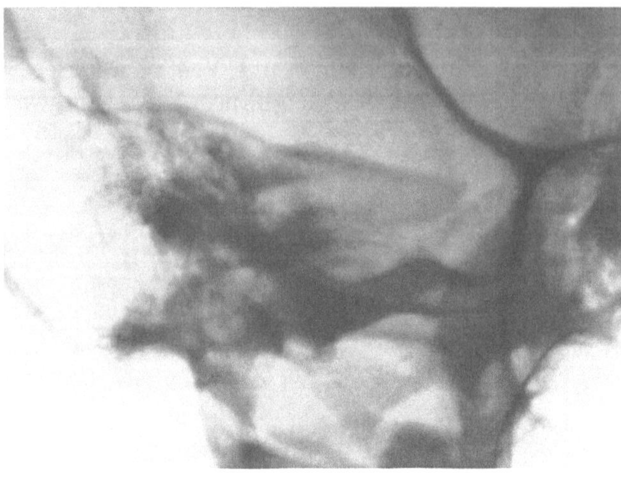

a

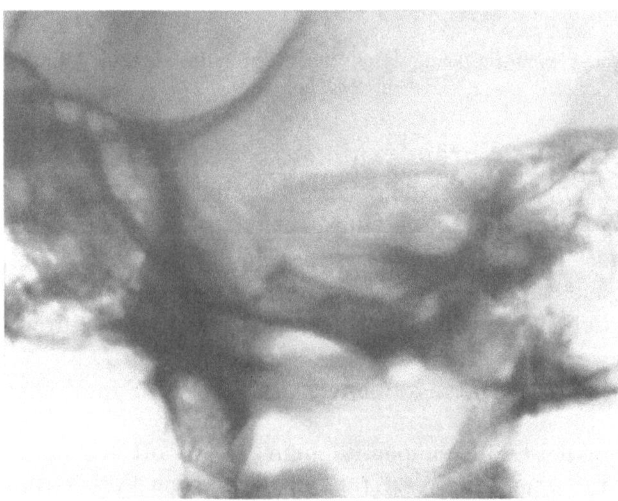

b

Abb. 47a u. b. 16jähriger Patient. Acusticusneurinom. a Normaler Befund des Felsenbeins. b Erweiterung des Porus und Meatus acusticus internus auf der erkrankten Seite

Regelrechte Verhältnisse bestanden bei einem $2^1/_2$ Jahre alten Kind mit einem histologisch als maligne angesprochenen Tumor in der linken Kleinhirnhemisphäre.

f) Brückenwinkeltumoren (9 Fälle)

Die Brückenwinkeltumoren gehören ebenfalls zu den infratentoriellen Geschwülsten. Achtmal handelte es sich um Neurinome des 8. Hirnnerven, einmal um ein Meningiom. Es fiel auf, daß das weibliche Geschlecht deutlich überwog (acht von neun Beobachtungen). Ein Patient war $4^1/_2$ Jahre alt, alle übrigen aber älter als 14 Jahre. In $^2/_3$ der Fälle ergab sich eine Anamnesenlänge von mehr als 1 Jahr. Die Stauungspapille fehlte bei drei Beobachtungen.

Röntgenologische Veränderungen

Vorwiegend durch das Alter bedingt standen die sellären pathologischen Veränderungen im Vordergrund; zu einer Ausweitung des Sellalumens war es nur zweimal gekommen, jedoch lag bei sieben Patienten eine sichere Kalkarmut des Dorsum und bei sechs Kranken eine gleichzeitige Porose des Sellabodens vor.

Eine Nahtverbreiterung war dreimal entstanden und wurde bei einem viereinhalbjährigen Patienten sowie bei zwei 14jährigen mit bereits längerer Krankheitsdauer beobachtet.

Von sechs Patienten lagen wegen des klinisch bestehenden Verdachts eines Brückenwinkeltumors Aufnahmen der Felsenbeine nach Stenvers vor, auf denen sich in allen Fällen eine Ausweitung des Porus bzw. des Meatus acusticus internus nachweisen ließ (Abb. 47a und b).

Insgesamt gesehen war stets eines der beweisenden Druckzeichen vorhanden; eine zusätzliche Artdiagnose konnte bei sechs Patienten gestellt werden.

Besprechung

Am Krankengut der Kleinhirntumoren ließ sich besser noch als bei den Geschwülsten des Großhirns und der Mittellinie der Nachweis erbringen, daß die Entwicklung der Drucksymptome im Naht- und Sellabereich nicht von der Tumorart und auch nur begrenzt von der Anamnesenlänge, sondern vorwiegend vom Alter der Patienten abhängt.

Eine Unterscheidung der einzelnen Tumorarten des Kleinhirns war röntgenologisch wie auch klinisch nicht möglich und auch nicht zu erwarten, da der intrakraniellen Drucksteigerung stets der gleiche Mechanismus, die Entstehung eines Hydrocephalus internus occlusus zugrunde lag.

Die Beobachtungen von Hertz und Rosendal sowie von McRae und Elliott, wonach bei den Medulloblastomen wegen der durchschnittlich kürzeren Anamnese seltener allgemeine Drucksymptome vorhanden sein sollen als bei den Spongioblastomen, bestätigten sich nach unserer Untersuchung nicht. Bis zu einem gewissen Grad traf diese Feststellung nur für die im 4. Ventrikel gelegenen Ependymome mit ihrer frühzeitigen Liquorabflußbehinderung zu.

Eine Aussage über den genauen Sitz der Geschwulst gelang in nur sehr beschränktem Maße. Lediglich lateral gelegene, cystische Tumoren, die bis an die Oberfläche heranreichten, führten öfters zu lokalen Veränderungen an der Hinterhauptschuppe oder am Foramen occipitale magnum. Aufnahmen, die eine entsprechende Beurteilung ermöglichen, sollten daher bei Verdacht auf einen infratentoriellen Tumor angefertigt werden.

Sonst ergab sich eine Lage- und Artbestimmung der infratentoriellen Geschwülste nur bei einem Teil der im Jugendalter seltenen Acusticusneurinome.

Einzelheiten über Alterszusammensetzung, Anamnesendauer und röntgenologische Detailergebnisse der infratentoriellen Geschwülste sind in Tabelle 6 nochmals zusammengefaßt.

Tabelle 6. *Infratentorielle Tumoren (213)*

	1—10 Jahre	11—20 Jahre	Anamnese			Nähte				Sella			I. d.	Lok.-Veränd.	Pin.-Verl.	o.B.
			$^1/_2$ Jahr	1 Jahr	<1 Jahr	Cor.	Sag.	Lamb.	Temp.	Größe	Boden	Dorsum				
Medulloblastome 87	63	24	57	23	7	63	48	29	4	19	34	34	28	1	—	14
Spongioblastome 85	42	43	33	28	24	52	42	26	5	31	41	48	30	8	1	12
Ependymome 22	12	10	14	3	5	10	6	4	3	6	8	8	4	—	—	7
Plex. Pap. u. unklassifiz. Tu. 10	6	4	7	—	3	7	7	4	2	4	4	5	4	—	—	1
Brückenwinkeltumoren . . 9	1	8	2	2	5	3	3	1	1	2	6	7	2	6	—	—
Gesamt	124 = 58 %	89 = 42 %	113 = 53 %	56 = 26 %	44 = 21 %	135 = 65 %	106 = 49,5 %	64 = 30 %	15 = 7 %	62 = 29 %	93 = 44 %	102 = 48 %	68 = 32 %	15 = 7 %	1 = 0,47 %	34 = 16 %

2. Intrakranielle Drucksteigerung bei Erkrankungen anderer Genese

Bei den Tumoren entsteht die intrakranielle Drucksteigerung durch das Geschwulstwachstum und die dadurch ausgelöste Behinderung der Blut- und Liquorzirkulation. Derartige Komplikationen sind aber nicht allein an das Vorhandensein einer Neubildung gebunden, sondern können auch aus anderer Ursache auftreten. So führt eine durch entzündliche Verklebungen oder durch angeborene Septenbildung hervorgerufene Einengung des Lumens des Aquäduktes zur Aquäduktstenose mit einer Erweiterung der vor der Stenose gelegenen Ventrikelabschnitte. Ein pathologisch-anatomisch und auch in seiner Auswirkung ähnlicher Befund entsteht bei einer Obliteration am Ausgang des 4. Ventrikels, die ebenfalls angeboren oder auf entzündlicher Basis erworben sein kann und als Magendi-Verschluß bekannt ist. Desgleichen kann es nach abgelaufenen basalen Meningitiden spezifischer und unspezifischer Genese zu Adhäsionen der äußeren Liquorräume in der hinteren Schädelgrube kommen, die im weiteren Verlauf öfters wieder zu einem Verschluß-Hydrocephalus führen. Auch bei encephalitischen Erkrankungen und Abscessen des Gehirns liegt mitunter eine auch im Röntgenbild sich abzeichnende intrakranielle Drucksteigerung vor. Die Erhöhung des intrakraniellen Druckes kann ihren Grund umgekehrt aber auch in einer Behinderung der normalen Ausdehnung und Wachstumsfunktion des Gehirns haben, wie sie uns bei den Kraniostenosen begegnet.

a) Nicht tumorbedingte Aquäduktstenosen (43 Fälle)

Da das Lumen des Aquaeductus Sylvii nur einige Millimeter weit ist, macht sich schon eine geringe Einengung dieses Kanals für den Liquorabfluß nachteilig bemerkbar.

Über die Ursachen und die Entstehung dieser Form der Aquäduktstenose liegen Veröffentlichungen und histologische Untersuchungsergebnisse von Bourneville und Noir, Beckett, Netzky und Zimmerman, Dandy, Glettenberg, Globus und Bergman, Hilton, Kehrer, Oppenheim, Pennybaker, Petit-Dutaillis, Thiebaut, Berdet und Barbizet, Roback und Gerstle, Russel, Shelden, Parker und Kernohan, Sneiden und Larson sowie von Spiller vor.

Zum Teil bestanden neben einer das physiologische Maß überschreitenden und als Entwicklungsstörung aufzufassenden konzentrischen Einengung des Lumens, die manchmal fast einer Atresie gleich kam, Septen und Strangbildungen, die für die Abflußbehinderung des Liquors verantwortlich zu machen waren. Mehrfach lag auch eine Zunahme der gliösen Stützsubstanz vor und in wieder anderen Fällen war es zu einer entzündlichen Reaktion des den Aquädukt auskleidenden Ependyms gekommen, so daß Verklebungen und Narbenbildungen dann zu einer unterschiedlich ausgeprägten Rückstauung des in den Ventrikeln befindlichen Liquors führten. Schließlich werden auch toxisch bedingte Veränderungen und posttraumatische Schäden diskutiert.

Diese Befunde zeigen, daß der Aquäduktstenose Ursachen teils angeborener, teils erworbener Art zugrunde liegen und das Ausmaß der Lumeneinengung verschiedene Grade erreicht. Das ganz uneinheitliche Erkrankungsalter und die sehr differente Anamnesenlänge finden hierin ihre Erklärung.

So erkrankten nach einer Zusammenstellung von Globus und Bergman von insgesamt 26 Patienten 11 im 1. Lebensjahr, 6 zwischen 1. und 10. Lebensjahr und nur 3 in der 2. Lebensdekade. Die übrigen 6 Kranken waren mehr als 20 Jahre alt.

Bei den elf Beobachtungen von Beckett, Netzky und Zimmerman waren hingegen nur fünf Patienten jünger als 20 Jahre.

In unserem Krankengut fanden sich unter insgesamt 45 Fällen 43 1—20 Jahre alte Patienten, bei denen die Diagnose einer nicht tumorbedingten Aquäduktstenose gesichert werden konnte. Die Jugendlichen in der 2. Lebensdekade überwogen (27 Fälle).

Eine relativ kurze, sich etwa über 1 Jahr erstreckende Anamnese lag nur bei acht Kranken vor, während 22mal 1—3 Jahre und 13mal schon mehr als 3 Jahre lang Krankheitssymptome bis zur Klinikaufnahme bestanden hatten. Eine Stauungspapille fehlte in 13 Fällen.

Als klinisches Erstsymptom wurden meist Kopfschmerzen genannt, die gleichzeitig oder wenig später mit Erbrechen einhergingen. Nicht selten war es aber auch der von der Umgebung des Patienten bemerkte Stillstand der geistigen Entwicklung, eine bis dahin nicht bekannte Unfähigkeit zur Konzentration, das Nachlassen des allgemeinen Interesses oder die auffällige Größenzunahme des Schädels, die auf die intracerebrale Erkrankung aufmerksam machten.

Neben diesen allgemeinen, auf eine intrakranielle Drucksteigerung hinweisenden Zeichen fiel jenseits des 8.—10. Lebensjahres im Gegensatz zu vielen Tumoren der gute Ernährungszustand auf; in 24 Fällen bestand sogar eine ausgesprochene Adipositas. Sie hatte sich in relativ kurzer Zeit entwickelt und manchmal ein beträchtliches Ausmaß erreicht. Ein Hinweis auf einen reduzierten Allgemeinzustand war anhand der Krankengeschichten nur dreimal und zwar bei noch jungen Kindern zu gewinnen. Den Grund für diese Gewichtszunahme, auf die auch PENNYBAKER, PETIT-DUTAILLIS u. Mitarb.

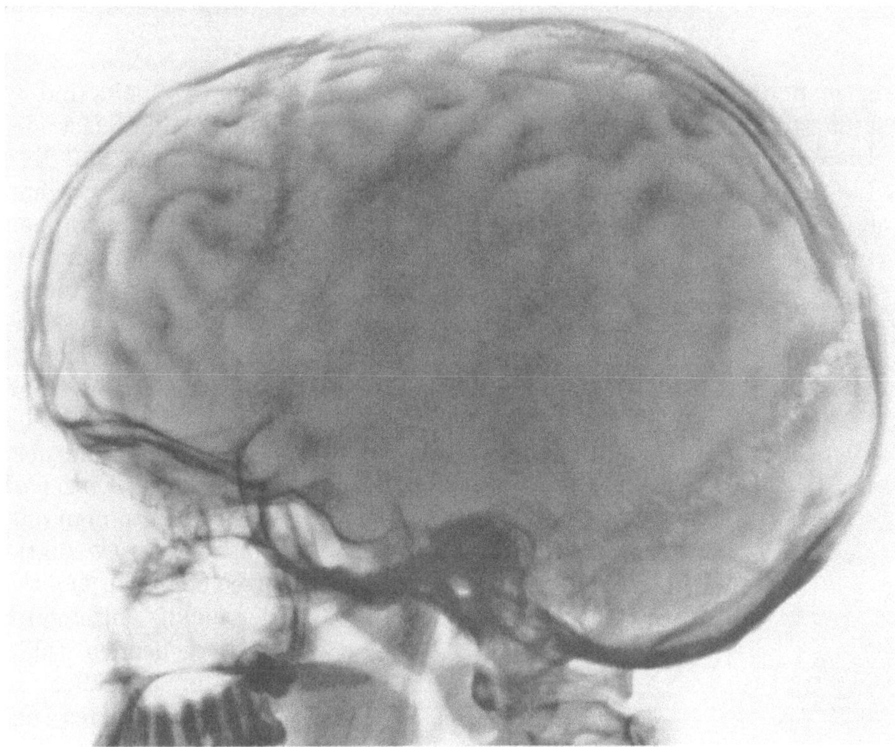

a

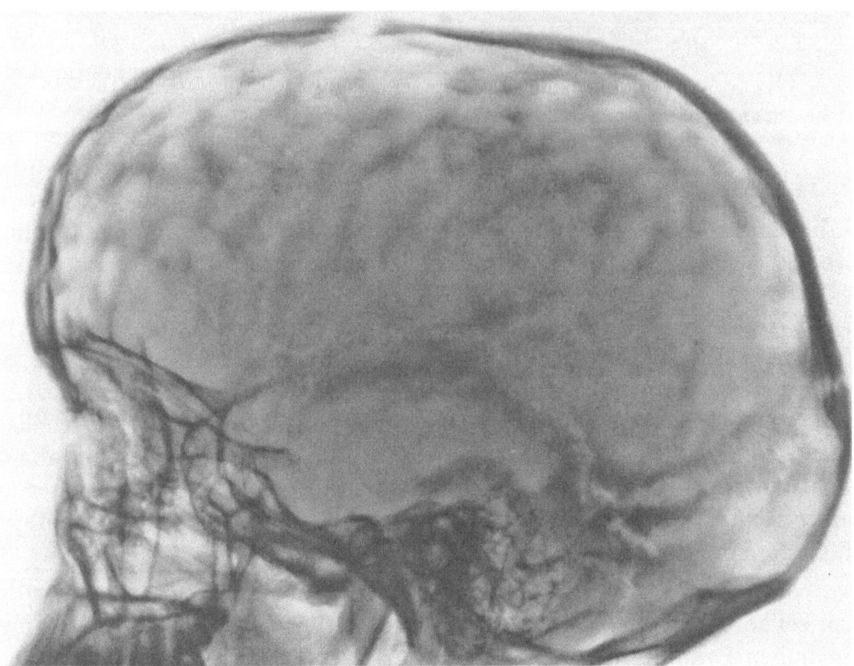

b

Abb. 48a u. b. Übersichtsaufnahmen bei nicht tumorbedingten Aquäduktstenosen. Pathologische Größenzunahme aller Schädeldurchmesser, ausgeprägte Vertiefung der Impressiones digitatae, Naht- und Sellaveränderungen bereits hinwiesen, und auch für die gelegentlich vorhandenen dysplastischen Erscheinungen des Habitus sieht MARGUTH in einer Störung der hypophysären und hypothalamischen Funktionen, die durch den Druck des stark erweiterten 3. Ventrikels ausgelöst werden.

Röntgenologische Veränderungen

Wenn man die Schädelübersichtsaufnahmen betrachtete (Abb. 48a und b), so fiel zunächst die große Kopfform auf, die alle Durchmesser des Schädels fast gleichmäßig betraf. Die Ausmessung nach der Methode von BERGERHOFF bestätigte, daß die einzelnen Meßpunkte in 35 Fällen außerhalb der Streuellipsen lagen; das war ein Prozentsatz, der sich auch nicht annähernd für irgendeine der bisher besprochenen Tumorgruppen ergeben hatte. An der im allgemeinen verhältnismäßig dicken Kalotte waren die Impressiones digitatae sehr zahlreich ausgebildet und gleichmäßig über den gesamten Hirnschädel verteilt, so daß der Eindruck des typischen Wolkenschädels entstand. Legte man das Schema von MACAULAY zugrunde und errechnete den Quotienten aus der für die einzelnen Regionen sich ergebenden Zahl, so kam man in 38 Fällen zu einem über 1 gelegenen und damit pathologischen Zahlenwert. Die Intensität der Impressiones und ihre so oft vorliegende, weit mehr als normal anzusehende Vermehrung sprachen röntgenologisch für einen chronischen, sich über lange Zeit hinziehenden Krankheitsablauf.

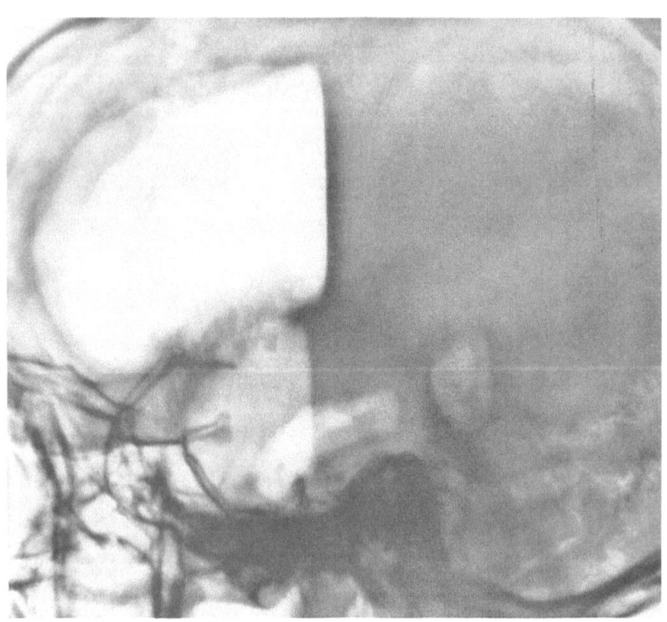

Abb. 49. Nicht tumorbedingte Aquäduktstenose. Sellaexkavation durch Vorwölbung des stark erweiterten 3. Ventrikels in das Sellalumen

Das Nahtbild verhielt sich im Vergleich zu den bisher besprochenen Tumorgruppen ebenfalls anders. Obwohl die Patienten überwiegend älter als 10 Jahre waren, bestand in insgesamt 32 Fällen eine zwar geringe, aber doch erkennbare Verbreiterung der Coronarnaht, seltener der Sagittal- (20mal) und der Lambdanaht (12mal). Da der Krankheitsbeginn meist noch in das 1. Dezennium fiel, in dem die Reaktionsfähigkeit des Nahtbindegewebes besonders groß ist und es sich außerdem bei dieser Form der Aquäduktstenose nicht um eine rasch zunehmende, sondern vielfach protrahierte Drucksteigerung handelt, war anzunehmen, daß der Reiz für eine begrenzt vermehrte Neubildung des Nahtbindegewebes gegeben war, mit der die knöcherne Umwandlung annähernd Schritt halten konnte; dadurch erklärt sich die nur geringe Verbreiterung des Nahtspaltes und auch die fast stets normale Länge der Nahtzähne.

An der Sella turcica war bei den Tumoren im allgemeinen die Porose oder der Abbau des Dorsum sellae häufigstes Symptom, während die Ausweitung des Sellalumens meist keinen sehr hohen Grad erreichte. Bei den Aquäduktstenosen mit ihrer oft langjährigen Vorgeschichte entstand dagegen durch die Vorwölbung des erweiterten 3. Ventrikels gegen das Sellalumen hin (Abb. 49) häufig eine recht beträchtliche Exkavation mit einer Erweiterung der Sellaeingangsebene und einer deutlichen Senkung des Sellabodens, so daß das Sellaprofil dann mehr an die primäre, durch intraselläres Tumorwachstum hervorgerufene Form erinnerte. Zahlenmäßig gesehen lag eine Ausweitung des Türkensattels 39mal, eine Größenzunahme des Sellaeingangs 34mal, eine Konturänderung des an die Keilbeinhöhle angrenzenden Abschnittes der Sella turcica 33mal und ein pathologischer Befund an der Sattellehne 38mal vor.

Sieht man die beträchtliche Größenzunahme des Schädels, die vermehrten Impressiones digitatae, eine geringe Verbreiterung insbesondere der Coronarnaht in den scheitelnahen Abschnitten und die soeben beschriebenen sellären Veränderungen als kennzeichnend für eine entzündliche oder auf Grund einer Fehlbildung entstandene Aquäduktstenose an, so ergab sich bei unseren Beobachtungen in 30 Fällen die Möglichkeit, aus dem Übersichtsbild die Diagnose einer nicht tumorbedingten Aquäduktstenose auf Grund des gleichzeitigen Vorhandenseins von drei oder sogar vier dieser Symptome mit großer Wahrscheinlichkeit zu stellen. Da das Gesamtbild bei Kindern der ersten 6—8 Lebensjahre noch weniger signifikant war, wäre dieser Prozentsatz höher gewesen, wenn man ausschließlich die Patienten im 2. Dezennium berücksichtigt hätte.

Bevor man jedoch das beschriebene röntgenologische Bild als weitgehend charakteristisch für die nicht tumorbedingte Aquäduktstenose ansieht, bleibt zu klären, ob bei anderweitigen Erkrankungen ähnliche oder gleichartige Veränderungen zu beobachten sind. So ist besonders bei Verschlüssen am Foramen Magendi und den Foramina Luschkae, den Geschwülsten des Stammhirnbereiches und vor allem auch bei den mit einem Hydrocephalus occlusus einhergehenden Kleinhirntumoren an eine derartige Möglichkeit zu denken.

Bei den Magendi-Verschlüssen liegt der Ort der Liquorpassagebehinderung nur wenig unterhalb des Aquaeductus Sylvii, so daß eine röntgenologische Übereinstimmung mit den Befunden bei der Aquäduktstenose nicht überrascht hätte. Dies traf aber nur einmal zu, während sonst die vorhandenen Kennzeichen der intrakraniellen Drucksteigerung uncharakteristisch waren und in Verbindung mit der Anamnese und Klinik nur Vermutungen über Sitz und Art der Erkrankung angestellt werden konnten. Bei den Geschwülsten des Großhirns lag in keinem Fall, bei den Tumoren der Mittellinie nur einmal ein identisches Bild vor. Bei den Kleinhirntumoren erinnerten 3 von 205 Aufnahmen an das Bild einer Aquäduktstenose. Wie die Operation oder Sektion ergab, handelte es sich jeweils um Geschwülste, deren Wachstum mehr infiltrierend und kranialwärts in Richtung des Aquäduktes erfolgt war, der Aquädukt und auch der 4. Ventrikel aber nur eine Einengung, jedoch noch keinen völligen Verschluß aufwiesen.

Von den für die Aquäduktstenose als weitgehend typisch angesehenen Veränderungen abgesehen, darf zusammenfassend festgestellt werden, daß das Röntgenübersichtsbild in keinem Fall normale Verhältnisse erkennen ließ.

b) Nicht tumorbedingte Verschlüsse am Ausgang des 4. Ventrikels (15 Fälle)

Sieht man von der Verlegung der Ausgangsöffnung des 4. Ventrikels durch einen Kleinhirntumor ab, so gibt es noch andere Gründe, die zu einer Abflußbehinderung an den Foramina Luschkae und dem Foramen Magendi führen können. Benda, Coleman und Troland, Dandy, Gibson, Matson, Trowbridge und French u. a. haben darüber berichtet. Meist sind es arachnitische Verwachsungen oder Cystenbildungen in der Cisterna magna, die im Anschluß an einen entzündlichen Prozeß oder posttraumatisch entstehen, das Lumen verlegen und damit einen Stauungshydrocephalus auslösen (Lazorthes, Géraud und Anduze). Angeborene Verschlüsse infolge einer Septenbildung an den Foramina sind von Toggart und Walker beschrieben worden; bei einer weiteren Mißbildung, der Arnold-Chiarischen Erkrankung entsteht die Liquorzirkulationsstörung durch die Kompression des mit in den Spinalkanal verlagerten 4. Ventrikels. Von Dejerine und Sinz (zitiert nach Kehrer) wird ferner auf die Passagebehinderung bei basilärer Impression hingewiesen.

Im Vergleich zu den Aquäduktstenosen kamen die Kinder mit Magendi-Verschlüssen überwiegend bereits bis zum 10. Lebensjahr zur Aufnahme (neunmal). Objektivierbare

Krankheitssymptome bestanden unabhängig vom Alter der Patienten in fünf Fällen nur wenige Wochen bis Monate, sonst aber durchweg ein oder mehrere Jahre. Die bei den Aquäduktstenosen beobachtete Adipositas ergab sich nur zweimal. Eine Stauungspapille hatte sich zehnmal entwickelt.

Röntgenologische Veränderungen

Eine röntgenologische Übereinstimmung mit den Befunden bei der Aquäduktstenose lag, wie schon erwähnt, nur einmal vor. Von vier Beobachtungen mit normalem Röntgenbild bei kurzer Anamnesendauer abgesehen, ergab sich sonst aber eine gewisse Ähnlichkeit mit den Bildern bei Kleinhirntumoren.

Die Nahtverbreiterung (sechsmal) war z. T. beträchtlich, betraf fast stets alle Schädelhauptnähte, kam aber nach dem 10. Lebensjahr nur noch einmal vor.

An der Sella turcica überwog wieder die Atrophie des Dorsum (neunmal), während Veränderungen am Sellaboden nur viermal zu erkennen waren und eine Ausweitung des Sellalumens in fünf Fällen bestand.

Eine teils mehr umschriebene, teils aber auch über den ganzen Hirnschädel ausgedehnte Vertiefung der Impressiones digitatae hatte sich achtmal, allerdings nicht so ausgeprägt wie bei den Aquäduktstenosen, entwickelt.

Lokale Druckveränderungen im Bereich der hinteren Schädelgrube fehlten.

Der röntgenologische Nachweis der intrakraniellen Drucksteigerung gelang im Gegensatz zu den Aquäduktstenosen bei den Magendi-Verschlüssen nur in 73% der Fälle; über ihren Ursprung konnten in Verbindung mit der Klinik und Anamnese nur Vermutungen angestellt werden.

c) Intrakranielle Drucksteigerung bei tuberkulöser Meningitis (72 Fälle)*

Die Tuberkulose des Kindesalters wird klinisch nicht selten erst dann erkannt, wenn es durch eine hämatogene Aussaat zu Streuungsherden in der Pia und den Plexus mit der sich dann entwickelnden tuberkulösen Meningitis gekommen ist (Feer und Kleinschmidt, Moreau, Boudin und L'Hermitte). Kopfschmerzen, Erbrechen, wechselnd hohe Temperaturen, mitunter auch verbunden mit Krampfanfällen, Aphasien und Lähmungserscheinungen bestimmen das Bild. Zur endgültigen diagnostischen Klärung tragen die Befunde der Liquoruntersuchung wesentlich mit bei. Seit der Streptomycin-Isonicotinsäure-Hydrazid-Behandlung ist die tuberkulöse Meningitis und insbesondere ihre schwere, mit Defektzuständen oder letal endigende Verlaufsform sehr viel seltener geworden.

Vornehmlich erkranken die Kinder zwischen dem 2. und 4. Lebensjahr, manchmal aber auch schon im Säuglingsalter. Nach dem 8. Lebensjahr sinkt die Erkrankungszahl bereits deutlich ab. In dem von uns röntgenologisch ausgewerteten Untersuchungsgut (40 Jungen und 32 Mädchen) hatten 43 Kinder das 6. Lebensjahr noch nicht erreicht, während 20 Kinder 6—10 Jahre alt und neun Patienten älter als 10 Jahre waren.

Röntgenologische Veränderungen

Die bei der tuberkulösen Meningitis auftretende intrakranielle Drucksteigerung beruhte auf der Entwicklung eines Hydrocephalus. Zum Teil kam es durch den an den Meningen ablaufenden Prozeß zu Liquorresorptionsstörungen. Häufig entstand auch durch die Miterkrankung der Plexus eine Liquorüberproduktion und somit ein Hydrocephalus hypersecretorius. Ein Verschlußhydrocephalus als Folge basaler Adhäsionen und Vernarbungen wurde — worauf auch Hoehn und Schmidt-Rohr, Müller, Priess und Brenner sowie Wechselberg hinwiesen — nur selten beobachtet. Im Vordergrund stand unter den pathologischen Befunden unseres Krankengutes die Nahtverbreiterung; sie war in der Hälfte der Fälle vorhanden. In deutlichem Abstand hierzu (15 Kinder = ~20%) kam es zu einer Verstärkung der Impressiones digitatae und in nur zwölf Fällen = ~17% zu einer Porose der Sattellehne (Encke und Seiferth).

* Für die Erlaubnis zur Auswertung der Röntgenaufnahmen sind wir dem Direktor der Universitäts-Kinderklinik, Herrn Prof. Dr. Bennholdt-Thomsen zu großem Dank verpflichtet.

Die mit dem Nativbild sich befassenden Untersuchungen von DURIO und D'AGOSTINO, HOEHN und SCHMIDT-Rohr sowie STUART sprechen ebenfalls dafür, daß es im Verlauf der tuberkulösen Meningitis in erster Linie zu einer Nahtverbreiterung, häufig auch zur Vertiefung der Impressiones digitatae, dagegen nur in wenigen Fällen zu Veränderungen des Sellagebietes kam. Bei Kleinkindern nahm auch der Umfang des Schädels innerhalb der ersten 3 Krankheitsmonate mehrfach zu. Der Grund für diese auffallende Differenz zwischen Nahtverbreiterung und sellären Veränderungen lag zu einem wesentlichen Teil in der akut einsetzenden und rasch zunehmenden Drucksteigerung, auf die in diesem Alter die Nähte vor der Sella reagieren. Berücksichtigte man die zeitliche Reihenfolge des Auftretens der einzelnen Druckzeichen, so ergab sich gleichfalls übereinstimmend mit anderen

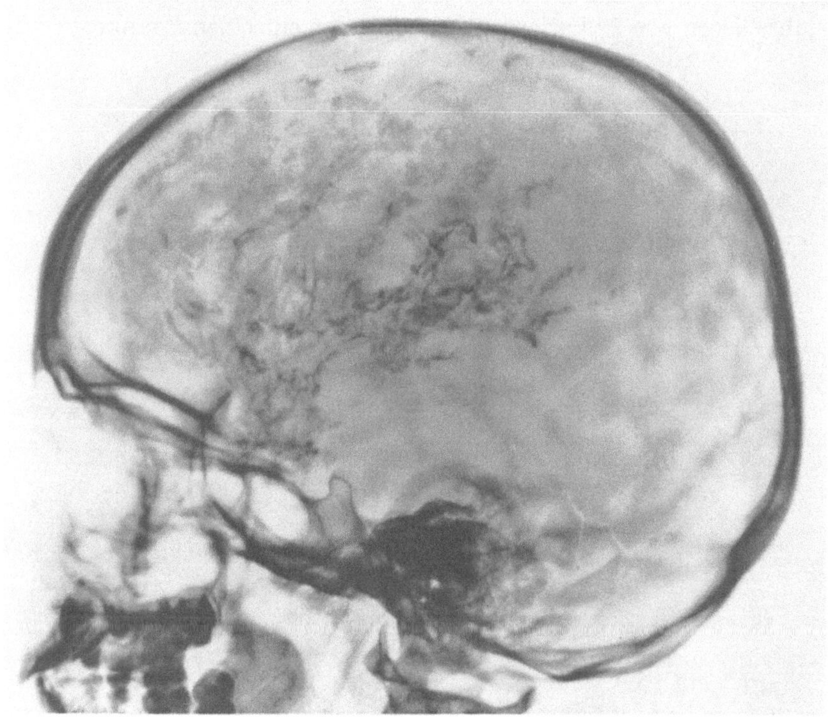

Abb. 50. Meningiale Kalkeinlagerungen nach Ablauf einer tuberkulösen Meningitis

Autoren, daß die oft mit einer gleichzeitigen Größenzunahme des Schädels verbundene Nahtverbreiterung erstes Symptom war, dem später die pathologischen Impressiones digitatae und die Sellaveränderungen folgten. Dabei blieben die Impressiones digitatae in ihrer vermehrten Intensität manchmal bestehen oder verstärkten sich sogar, wenn sich nach entsprechender Therapie die Nahtverbreiterung bereits wieder in Rückbildung befand. An weiteren im Übersichtsbild sichtbaren Veränderungen wiesen CAFFARATI und LANZA auf eine gewisse Verbreiterung der Diploekanäle und venösen Sinus hin, die wir nicht beobachteten.

STUART sah unter 96 Meningitiden unterschiedlicher Genese, von denen allerdings nur 32 auf eine Tuberkulose zurückzuführen waren, bei Verlaufsbeobachtungen mehrfach eine vorzeitige Nahtverknöcherung und Turmschädelbildung. Eine derartige prämature Synostose der Schädelhauptnähte konnte anhand unserer Aufnahmen nur zweimal, und zwar bei einem neun- und einem zwölfjährigen Kind nachgewiesen werden.

Die Angaben über die Häufigkeit meningialer Kalkeinlagerungen schwanken (CAFFARATI und LANZA 15%, REY 17%, LORBER 70%, zitiert nach ENCKE). Diese Diskrepanz dürfte aber vorwiegend mit der zwischen Röntgenuntersuchung und Erkrankungsbeginn vergangenen Zeit zusammenhängen. So konnten ENCKE und SEIFERTH bei den von uns durchgesehenen Fällen nur bei 7% der Kinder intrakranielle Kalkeinlagerungen nachweisen, die meist erst 2—3 Jahre nach Beginn der tuberkulösen Meningitis zu erkennen waren, dann aber unter den über einen so langen Zeitraum kontrollierten Patienten einem Prozentsatz von 41,5% entsprachen (Abb. 50).

Normale Röntgenbilder lagen bei zwölf Kindern = 17% vor. Damit war die Möglichkeit, die intrakranielle Drucksteigerung bei der tuberkulösen Meningitis auch röntgenologisch zu erfassen, etwa der bei Tumoren vergleichbar. Artdiagnostisch ergab sich von den wenigen, erst zu einem späten Zeitpunkt auftretenden intrakraniellen Verkalkungen abgesehen, kein Aufschluß.

d) Großhirnabscesse (20 Fälle)

Beobachtungen über intracerebrale Abscesse des Großhirns innerhalb der ersten 20 Lebensjahre liegen von 20 Patienten vor. Aus den einzelnen Krankengeschichten ergab

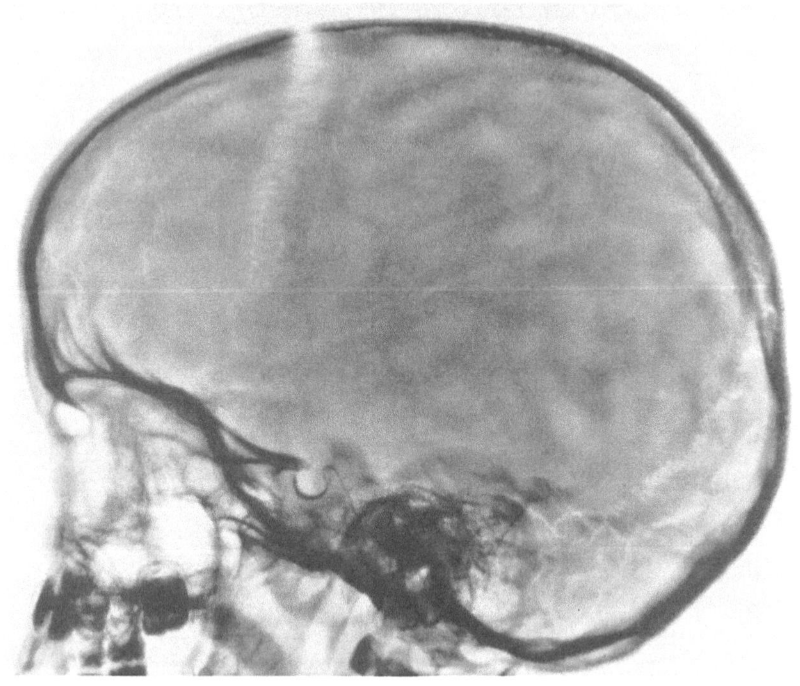

Abb. 51. Dreijähriges Kind.
Großhirnabsceß; Verbreiterung der Schädelhauptnähte, Betonung der fingerförmigen Eindrücke

sich, daß der Absceß sich im Anschluß an otogene Infektionen, entzündliche Veränderungen der Nebenhöhlen oder nach einer offenen Schädelhirnverletzung entwickelt hatte.

Die Diagnose wurde durch die Kenntnis der Primärerkrankung in Verbindung mit der klinischen Symptomatik vielfach erleichtert und durch die Angiographie frühzeitig gesichert, so daß das Ergebnis der Übersichtsaufnahmen erwartungsgemäß meist negativ war. Nur zweimal hatte sich innerhalb von wenigen Wochen eine Nahtverbreiterung entwickelt (Abb. 51), während anderweitige Symptome, von den indirekten Hinweisen einer Fraktur, einer Trübung der Nebenhöhlen oder der Warzenfortsatzzellen abgesehen, fehlten.

e) Intrakranielle Drucksteigerung bei Encephalitis

Die röntgenologischen Symptome der allgemeinen intrakraniellen Drucksteigerung treten unter den entzündlichen Erkrankungen nicht allein bei der tuberkulösen Meningitis auf, sondern sind von Stuart auch bei Menigitiden anderer Genese gesehen worden. Zwei Beobachtungen des eigenen Krankengutes, von denen ein Befund im folgenden näher beschrieben wird, zeigten zudem, daß auch eine Encephalitis zu derartigen Auswirkungen am Schädelübersichtsbild führen kann.

Es handelte sich um ein 14 Monate altes Mädchen, das mit Verbrennungen 2. Grades im Gesicht eingewiesen worden war; kurze Zeit vorher hatte das Kind einen grippösen Infekt überstanden. Eine Woche nach der Klinikaufnahme traten Temperaturen bis zu 40°, Durchfälle und wenige Tage später tonisch-klonische Krämpfe auf. Bei der Liquoruntersuchung war die Zellzahl nicht vermehrt, der Eiweißgehalt betrug 285 mg-% und der Zuckerwert 149 mg-%. Das Hirnstrombild zeigte schwere Allgemeinveränderungen, aber keinen Herdbefund.

Auf den Übersichtsaufnahmen des Schädels, die 14 Tage nach Beginn der cerebralen Symptomatik angefertigt wurden, fiel eine Verbreiterung der Schädelhauptnähte auf (Abb. 52). Nach Abklingen der akuten Krankheitserscheinungen wurde, um einen Tumor

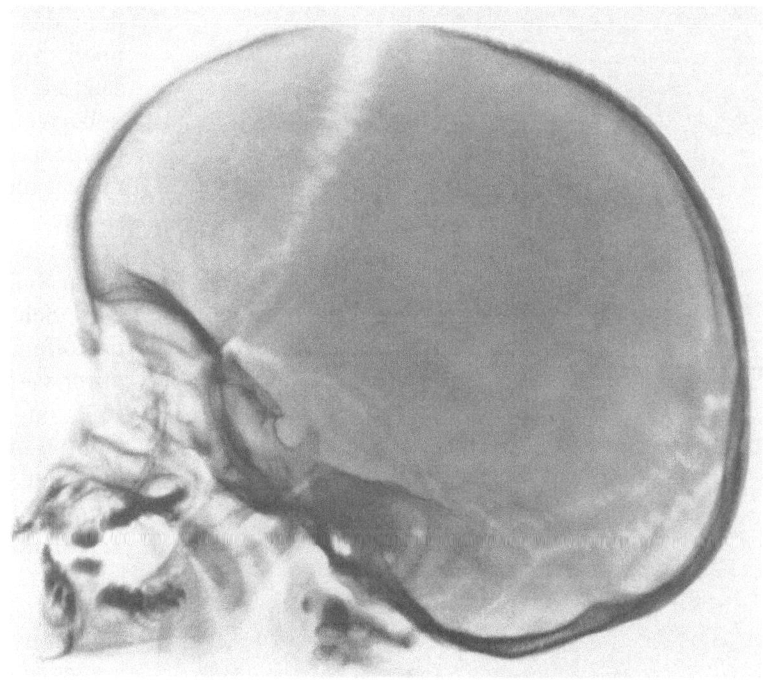

Abb. 52. 14 Monate altes Kind.
Encephalitis; Verbreiterung der Coronar- und Lambdanaht, normales Sellaprofil

nicht zu übersehen, das Hirnkammersystem mit Luft dargestellt; beide Seitenventrikel und auch der 3. und 4. Ventrikel waren erweitert, jedoch ergab sich kein Anhalt für eine Verlagerung eines Ventrikelabschnittes.

Auf Grund des klinischen Verlaufes faßten wir in Verbindung mit dem encephalographischen Befund das Krankheitsbild als Encephalitis nach toxischer Enteritis mit jetzt bestehender Atrophie auf.

Zur Erklärung des röntgenologischen Befundes der Übersichtsaufnahmen darf man wohl annehmen, daß es sich infolge des allgemeinen Schwellungszustandes um eine akute, zeitweilige intrakranielle Volumenzunahme handelte, die bei kleinen Kindern mit ihrem noch sehr reaktionsfähigen Nahtbindegewebe zu einer Verbreiterung des Nahtspaltes führte. Bei älteren Kindern mit gleichartigen Krankheitsbildern konnten weder eine Nahtverbreiterung noch anderweitige Druckzeichen beobachtet werden, weil der nur vorübergehend erhöhte Druck für die Ausbildung derartiger Symptome nicht lange genug anhielt.

f) Kraniostenosen (17 Fälle)

Der Begriff der Kraniostenose geht auf VIRCHOW zurück. Während man zunächst annahm, daß es sich um eine primäre Schädigung der Nähte handele, herrscht heute (CAFFEY, DAHLHAUS, GERLACH, GROSS, HÖVELS, LAITINEN, MAIR, MANDEL, PARK und POWERS, SCHÖNENBERG, SCHÜLLER, SIMMONS und PEYTEN) die Ansicht vor, daß die prämature Synostose auf einer keimplasmatischen oder mesenchymalen Schädigung beruht. Da der Nahtschluß bereits zu einem Zeitpunkt erfolgt, zu dem das Hirnwachstum noch nicht abgeschlossen ist, kann die Schädelkapsel dem vermehrten Raumbedürfnis nicht mehr Rechnung tragen.

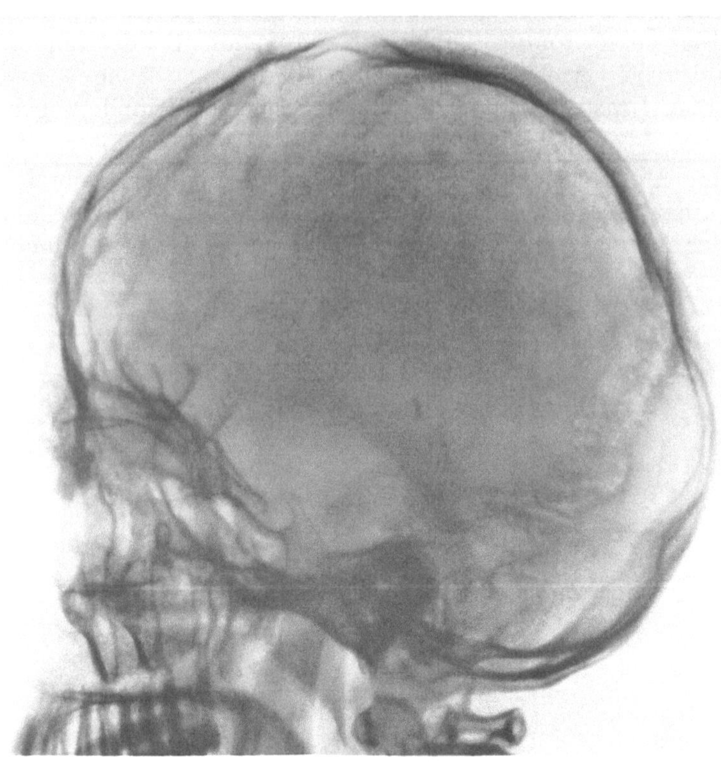

Abb. 53. Turricephalus; Sutura lambdoidea röntgenologisch noch offen

Ist von der prämaturen Synostose nur eine der Schädelhauptnähte betroffen, so läßt sich durch vermehrtes Wachstum an den übrigen Nähten noch ein befriedigender Ausgleich zwischen Hirnvolumen und Schädelkapazität erzielen (BOLK). Nach einem frühzeitigen Verschluß mehrerer Nähte ist hingegen — normales Hirnwachstum vorausgesetzt — die Möglichkeit der Kompensation nicht mehr gewährleistet. Überwiegend handelt es sich hierbei um turricephale Schädelformen (Abb. 53), deren Diagnose wegen der typischen Konfiguration des Hirnschädels, der kurzen vorderen Schädelgrube und der deutlich vermehrten Impressiones digitatae besonders im Frontalbereich röntgenologisch keine Schwierigkeiten bietet (MOUNT).

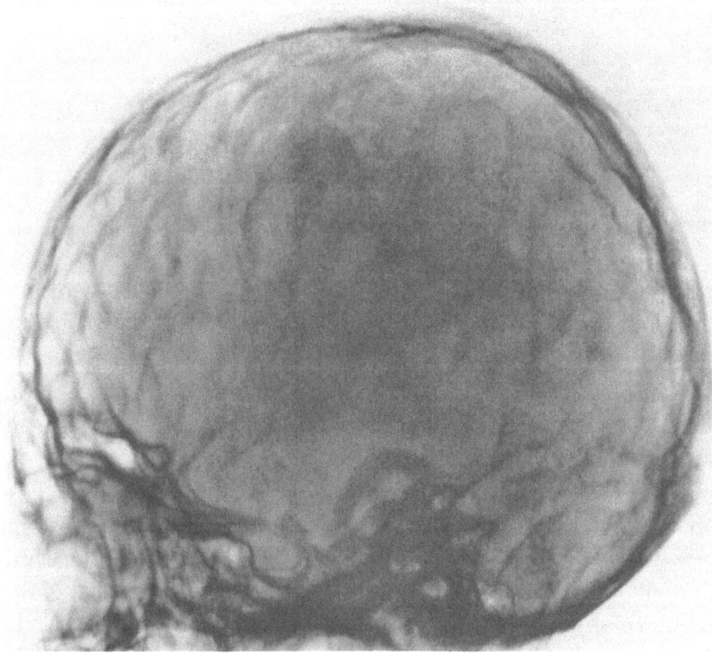

Abb. 54. Turricephalus. Sellameßwerte etwas oberhalb der Normalvariante gelegen. Klinisch kein Anhalt für eine intrakranielle Drucksteigerung

Nun bestehen aber nicht bei jeder Turmschädelkonfiguration auch klinische Zeichen der intrakraniellen Drucksteigerung, so daß sich die Frage ergibt, ob das Übersichtsbild hier zur Unterscheidung beitragen kann. Als Kriterium im Jugendalter wurde das Vorliegen einer Stauungspapille angesehen, die bei unseren 17 Beobachtungen zehnmal vorhanden war.

Betrachtete man zunächst die einzelnen Drucksymptome, so fehlte jegliche Nahtverbreiterung auch an den Abschnitten, an denen der Nahtspalt röntgenologisch noch nicht verschlossen war (Abb. 53). Zu dieser Feststellung kamen auch WANKE und DIETHELM.

Die Impressiones digitatae zeigten in 14 der 17 Fälle einen pathologischen Befund.

An der Sella turcica war es siebenmal zu einer geringen Erweiterung des Sellalumens (Abb. 54) und zweimal zu einer leichten Porose der Sattellehne gekommen.

Verglich man die pathologischen sellären Befunde mit den Fällen, die eine Stauungspapille hatten, so ergab sich keine Übereinstimmung, so daß also bei einer vertieften, etwas exkavierten Sella oder einer beginnenden Atrophie des Dorsum nicht auf eine besonders ausgeprägte intrakranielle Drucksteigerung geschlossen werden darf. Da auch die verstärkten Impressiones digitatae nur auf das bestehende Mißverhältnis von Schädelinhalt und Größe hinwiesen, jedoch keine Relation zwischen ihrer Intensität und der Ausbildung einer Stauungspapille zu erkennen war, konnte von dem röntgenologischen Befund her nur die Diagnose Kraniostenose gestellt, nicht aber auch das Ausmaß der intrakraniellen Drucksteigerung beurteilt und die Frage nach der Notwendigkeit eines operativen Eingriffs beantwortet werden.

Besprechung

Die Ergebnisse der in dieser Gruppe zusammengefaßten Erkrankungen (Tabelle 7) zeigten, daß die allgemeinen Drucksymptome vor allen Dingen dann entstehen, wenn es infolge einer Abflußbehinderung des Liquors zu einem Hydrocephalus occlusus oder bei der tuberkulösen Meningitis zu einem Hypersekretions-Hydrocephalus kommt.

Unter den einzelnen Gruppen der nicht tumorbedingten Erkrankungen ließen sich die Aquäduktstenosen vielfach sehr gut abgrenzen. Die Kombination einer Vergrößerung des Schädels, der Vertiefung der Impressiones digitatae, der nur geringen Nahtverbreiterung in der Nähe des Bregmas und die ausgeprägten Veränderungen an der Sella turcica erlaubte in vielen Fällen bereits die richtige Diagnose, zu

Tabelle 7. *Intrakranielle Drucksteigerung bei verschiedenen Erkrankungen anderer Genese (147)*

		1—10 Jahre	11—20 Jahre	Anamnese			Nähte				Sella			I. d.	o. B.
				$^1/_2$ Jahr	1 Jahr	< 1 Jahr	Cor.	Sag.	Lamb.	Temp.	Größe	Boden	Dors.		
Nicht tumorbedingte Aquäduktstenosen	43	16 36 %	27 64 %	3 6,8 %	5 11,6 %	35 82 %	32 74 %	20 46,5 %	12 28 %	2 4,7 %	39 91 %	33 77 %	38 89 %	38 89 %	— —
Magendi-Verschlüsse	15	10 67 %	5 33,5 %	5 33,5 %	1 6,7 %	9 60 %	6 40 %	5 33,5 %	5 33,5 %	3 20 %	5 33,5 %	4 27 %	9 60 %	8 53 %	4 27 %
Tuberkulöse Meningitiden .	72	63 89 %	9 12,5 %	unbekannt —	— —	— —	34 47 %	24 33 %	9 12,5 %	— —	1 1,4 %	7 9,7 %	12 16,8 %	15 21 %	12 16,8 %
Kraniostenosen	17	12 71 %	5 29 %	2 11,9 %	2 11,9 %	13 77 %	— —	— —	— —	— —	7 41 %	3 17,6 %	2 11,9 %	14 82 %	— —

deren endgültiger Bestätigung es aber selbstverständlich einer ergänzenden Luftfüllung bedarf.

Bei den Magendi-Verschlüssen und auch bei der tuberkulösen Meningitis kam es in einem den Tumoren ähnlich hohem Prozentsatz zur Ausbildung allgemeiner Zeichen der intrakraniellen Drucksteigerung, ohne daß eine genauere Differenzierung nach der Art der Erkrankung vom Röntgenbild her möglich gewesen wäre. Eine Ausnahme bildeten lediglich Verlaufsbeobachtungen bei der tuberkulösen Meningitis, bei denen es mehrere Jahre nach Erkrankungsbeginn zu Kalkeinlagerungen in den Meningen gekommen war.

Vereinzelt kann auch bei unspezifischen Meningitiden und Encephalitiden eine Nahtverbreiterung entstehen; jedoch dürften sich diese Befunde auf unter 3—5 Jahre alte Kinder beschränken.

Die Großhirnabscesse wurden klinisch und durch die Kontrastmitteluntersuchung durchweg so frühzeitig erfaßt, daß der Zeitraum zur Ausbildung der Drucksymptome zu kurz war.

Die Diagnose der Kraniostenosen war möglich, jedoch gab das Röntgenübersichtsbild über das Ausmaß der intrakraniellen Drucksteigerung keine verbindliche Auskunft.

IV. Allgemeine Wertigkeit der einzelnen Drucksymptome

Ein Teil der bisherigen Ergebnisse ist für bestimmte Krankheitsgruppen sicherlich aufschlußreich und für die Artdiagnose bedeutsam. Gleichermaßen von Interesse ist es aber, die einzelnen Symptome der intrakraniellen Drucksteigerung im Zusammenhang zu betrachten, sie miteinander zu vergleichen und einander gegenüberzustellen.

1. Beziehung zwischen pathologischer Schädelgröße, Alter und Anamnesendauer

Bei der Beschreibung des Schädelwachstums wurde darauf hingewiesen, daß die Größenzunahme überwiegend an den Funktionszustand des Nahtbindegewebes und den vom Schädelinneren auf die Kalotte einwirkenden Druck gebunden ist. Man wird daher unterstellen dürfen, daß eine intrakranielle pathologische Druckerhöhung im Wachstumsalter einen zusätzlichen Reiz für das Nahtbindegewebe darstellt, der zu vermehrter Neubildung der Nahtsubstanz und nach deren Verknöcherung zur sichtbaren Vergrößerung des Hirnschädels führt.

Da auf Grund der physiologischen Streuung aber schon beim Gesunden Form und Größe des Schädels erheblich variieren, kann ein Kopf mit ursprünglichen Meßwerten im unteren Normbereich noch reichlich wachsen, ehe es zu einer röntgenologisch faßbaren Vergrößerung kommt, während ein schon vor der Erkrankung relativ großer Schädel sehr viel früher pathologische Meßwerte erreicht. Dieser Einschränkung wegen handelt es sich bei einer nachweisbaren, die Norm überschreitenden Umfangszunahme meist um ein Spätsymptom. Hierfür spricht auch, daß in fast allen derartigen Fällen schon anderweitige Drucksymptome vorhanden sind.

Bei der Auswertung der seitlichen Aufnahmen wurde der Schädel nur dann als zu groß bezeichnet, wenn nach der Methode von Bergerhoff im seitlichen Bild alle vier Meßpunkte (Bregma, Lambda, Confluens sinuum und tiefster Punkt der hinteren Schädelgrube) oder doch drei der angegebenen Strecken außerhalb der Streuellipsen lagen (Abb. 55).

Für die Großhirntumoren ergab sich dann eine pathologische Größenzunahme in 25%, für die Tumoren der Mittellinie in 30% und bei den infratentoriellen Geschwülsten in 45% der Fälle.

Das Alter der Patienten war von untergeordneter Bedeutung, denn eine wegen der noch größeren Aktivität des Nahtbindegewebes erwartete höhere Beteiligung im 1. Lebensjahrzehnt bestätigte sich nicht; der Prozentsatz der an einem Tumor erkrankten Patienten mit pathologischer Größenzunahme des Schädels betrug insgesamt in der 1. Dekade

31,5% und in der 2. Dekade 34%. Für die Großhirntumoren und die Geschwülste der Mittellinie ergab sich sogar eine Relation von 20:34%, während bei den infratentoriellen Tumoren ein umgekehrtes Verhältnis von 43% (1. Jahrzehnt) zu 33,5% (2. Jahrzehnt) bestand.

Wenn auch für den Einzelfall mit keiner festen Beziehung zwischen Schädelvergrößerung und Krankheitsdauer zu rechnen war, so bestanden insgesamt gesehen doch gewisse Parallelen zur Anamnesenlänge und zu dem Grad der Ventrikelerweiterung. Das eindrucksvollste Beispiel hierfür boten die nicht tumorbedingten Aquäduktstenosen, bei denen sich der Schädel infolge der überwiegend mehrjährigen Krankheitsdauer über lange Zeit hinweg dem vermehrten Raumbedürfnis anpassen konnte, so daß der Hirnschädel in 35 von 43 Fällen sicher vergrößert war.

Die Bedeutung des Verschluß-Hydrocephalus dürfte in der gleichmäßigen allgemeinen Druckwirkung zu suchen sein. Hierfür sprach der gegenüber den supratentoriellen Tumoren größere Prozentsatz der Schädelvergrößerung bei infratentoriellen Geschwülsten und die bei den Großhirn- und Mittellinientumoren zu erkennende Größenzunahme bei gleichzeitiger Blockade der ableitenden Liquorwege.

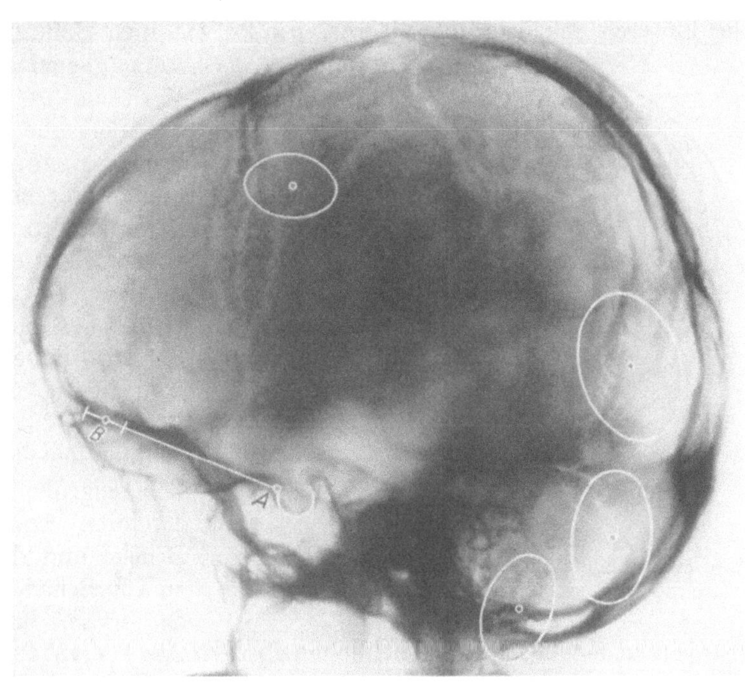

Abb. 55. In allen Durchmessern vergrößerter Schädel

Auch HERTZ und ROSENDAL erwähnen, daß eine pathologische Umfangszunahme des Hirnschädels nur selten zu beobachten sei, wenn der Tumor in den rindennahen Abschnitten der Großhirnhemisphären liege und keine Beziehung zum Ventrikelsystem bestehe.

2. Planimetrische Messungen zur Bestimmung des Verhältnisses zwischen supratentorieller und infratentorieller Fläche des Schädels

Aus diagnostischen Gründen wurde, von der allgemeinen Größenbestimmung des Schädels abgesehen, auch versucht, das Verhältnis des supratentoriellen zu dem des infratentoriellen Raumes zu bestimmen, um zu erfahren, ob es bei einem raumfordernden Prozeß zu einer Änderung der Relation zwischen Groß- und Kleinhirnareal und insbesondere zu einer isolierten Ausweitung und Deformierung der hinteren Schädelgrube kommen kann.

So wies DANDY darauf hin, daß der Sulcus transversus und damit die Ansatzstelle des Tentoriums bei infratentoriellen Tumoren im Kindesalter mitunter höher stehe, also in Richtung der Lambdanaht verlagert werde. Dies wäre einer Größenzunahme der hinteren Schädelgrube gleichzusetzen. CAFFEY und TAVERAS beschrieben eine Vergrößerung der hinteren Schädelgrube bei nicht tumorbedingten Verschlüssen der Foramina Luschkae und des Foramen Magendi infolge der starken Ausweitung des 4. Ventrikels. BAILEY, BUCHANAN und BUCY sahen unter 100 Tumoren des Kindesalters siebenmal eine Verdünnung und Vorwölbung im Bereich der Hinterhauptsschuppe, die röntgenologisch in einer Größenzunahme der hinteren Schädelgrube nach unten zu und einem Hochstand der Ansatzstelle des Tentoriums am Sinus transversus zum Ausdruck kam. BUSTAMANTE und ALTAMIRA fanden bei 12 von 24 Kleinhirntumoren im Alter von 2—11 Jahren eine die Norm überschreitende Ausweitung der hinteren Schädelgrube, während sie dies bei mehr als 12 Jahre alten Jugendlichen und bei allen supratentoriell gelegenen Tumoren nicht ermitteln konnten. Zu diesem Ergebnis kamen sie nach vergleichenden Untersuchungen an einem normalen Bildkollektiv auf Grund des Quotienten, der sich aus dem Abstand der hinteren Atlasbegrenzung vom Inion und durch die Distanz zwischen dem Beginn der vorderen Schädelgrube und dem Opistion ergab, wenn der 2. Wert durch den ersten geteilt wurde. GOLDHAMER und SCHÜLLER sowie E. G. MAYER beobachteten sowohl beim Hydrocephalus als auch bei verschiedenen Systemerkrankungen Formabweichungen der hinteren Schädelgrube; sie wiesen aber wie auch BERGERHOFF, A. MARTIN und RAVELLI gleichzeitig auf die besonders große Variationsbreite im Ausmaß der hinteren Schädelgrube hin. SCHOTT kam mittels des von BERGERHOFF angegebenen Winkelmeßverfahrens zu dem Schluß, daß insbesondere bei Kleinhirntumoren keine pathologisch erkennbare Ausweitung der hinteren Schädelgrube entsteht und die Größenbestimmung des infratentoriellen Raumes daher ohne diagnostische Bedeutung ist. Auch eine von HERTZ und ROSENDAL vorgenommene Gegenüberstellung der Form und Größe der hinteren Schädelgrube bei 66 supratentoriellen Tumoren sowie 87 Geschwülsten der Brücke und des Kleinhirns im Vergleich zu 109 Schädelaufnahmen gesunder Kinder ergab, daß bei den drei Vergleichsgruppen in einem nahezu gleichhohen Prozentsatz (14:18:12%) der unterhalb des Sinus transversus gelegene Anteil des Os occipitale entweder sehr dünn und vorgewölbt war oder die beiden Hälften der hinteren Schädelgrube unterschiedlich weit ausluden und als wirklich pathologisch anzusehende Befunde nur bei zwei Tumoren des 4. Ventrikels vorlagen.

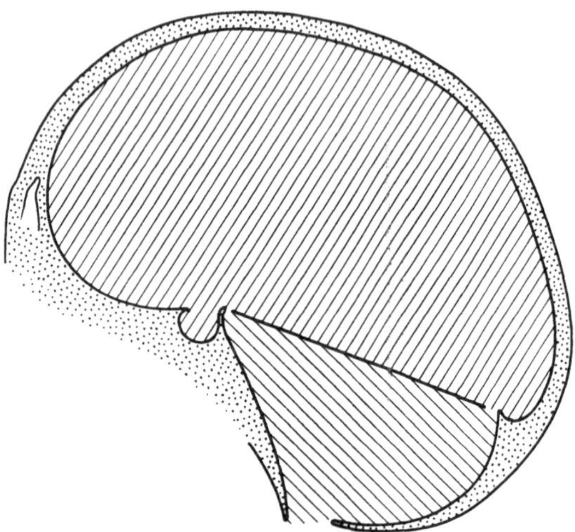

Abb. 56. Skizze des Schädels mit Darstellung der supra- und infratentoriellen Fläche

Um nun zu dem Verhältnis zwischen der allgemeinen und der mehr ortsgebundenen Vergrößerung des Schädels bei intrakranieller Drucksteigerung Stellung nehmen zu können, wurden in Ergänzung zu den Strecken- und Winkelmessungen nach BERGERHOFF, A. MARTIN und RAVELLI die seitlichen Schädelübersichtsaufnahmen planimetriert. Zu diesem Zweck wurde der Schädelumriß durchgepaust und als äußere Begrenzung die Innenseite der Kalotte gewählt, so daß die jeweilige Kalottendicke unberücksichtigt bleiben konnte. Durch eine Verbindungslinie vom Dorsum sellae zu der gewöhnlich gut sichtbaren Einbuchtung des Sinus transversus ergab sich eine Unterteilung des Groß- und Kleinhirnraumes (Abb. 56). Nach der getrennten Größenbestimmung der Groß- und Kleinhirnfläche und der vergleichsweise ermittelten Gesamtfläche, die der Summe beider Werte entsprechen mußte, erfolgte die Berechnung des prozentualen Anteiles der hinteren Schädelgrube an der Gesamtschädelfläche. Diese Werte addiert und durch die Gesamtzahl der Fälle einer Krankheitsgruppe dividiert führten zu dem in Prozenten ausgedrückten arithmetischen Mittelwert.

Die einzelnen Ergebnisse sind in der Tabelle 8 festgehalten. Aus dieser Zusammenstellung ging hervor, daß das Ausmaß der hinteren Schädelgrube im Vergleich zur supratentoriellen Fläche bei den einzelnen Tumorgruppen, ganz gleich welcher Lokalisation, nur in sehr geringem Maße schwankte. Die einzelnen Durchschnittswerte differierten maximal zwischen 10,6% (Meningiome) und 12,6% (Oligodendrogliome), wobei zu bedenken war, daß beide erwähnten Tumorarten der Gruppe der supratentoriellen Neubildungen angehören. Eine Gegenüberstellung der Gesamtzahl der Groß- und Kleinhirntumoren ließ hingegen nur eine ganz unbedeutende Abweichung (11,6:11,8%) erkennen.

Etwas auffällig waren lediglich die Gruppen der nicht durch einen Tumor entstandenen Aquäduktstenosen und der Verschlüsse am Ausgang des 4. Ventrikels. Hier war die hintere Schädelgrube im Verhältnis zum übrigen Hirnschädel mit 10,2% der Gesamtfläche kleiner als es dem allgemeinen Durchschnitt entsprach. Um aber einen diagnostisch verwertbaren Anhalt für eine Größenänderung der infratentoriellen Fläche zu erhalten, blieb die mögliche Streuung nach beiden Seiten zu bedenken. Sie wurde nach der Formel

$$\sigma = i\sqrt{\frac{\sum f\cdot(x)^2}{n} - \left(\frac{\sum f\cdot x}{n}\right)}$$

berechnet und ergab eine Abweichung von durchschnittlich $\pm 1{,}5\%$. Da von einem signifikanten Unterschied aber erst gesprochen werden darf, wenn der dreifache Sigmawert $= \pm 4{,}5\%$ überschritten wird, fast alle Schwankungen aber bereits innerhalb des einfachen Sigmawertes unterzubringen waren, konnte es als Bestätigung angesehen werden, daß aus den jeweiligen Größenverhältnissen des Schädels kein Hinweis zur Tumorlokalisation zu erwarten ist. Dies galt auch dann, wenn man die Ergebnisse für die verschiedenen Altersstufen getrennt auswertete. Zwar zeigte sich hierbei, daß der prozentuale Anteil der Fläche der hinteren Schädelgrube an der Gesamtfläche der Calvaria in den ersten 5 Lebensjahren noch verhältnismäßig gering war, dann aber zunahm und vom 10. Lebensjahr an bis zum Abschluß des Wachstums annähernd gleichblieb. Dieser Ablauf war bei den supra- und infratentoriell gelegenen Erkrankungen gleichermaßen zu beobachten, so daß auch diese Feststellung nur für den allgemeinen Wachstumsplan des Schädels, nicht aber für die Tumorlokalisation von Interesse ist.

Tabelle 8. *Prozentualer Anteil der Fläche der hinteren Schädelgrube an der Gesamtfläche des Hirnschädels*

Erkrankungsart	Mittelwert in %	Gesamter Durchschnitt in %
Großhirntumoren:		
Ependymome	11,6	11,6
Oligodendrogliome	12,6	
Astrocytome und Spongioblastome	11,1	
Sarkome	11,7	
Meningiome	10,6	
Verschiedene kleine Gruppen	11,6	
Unklassifizierte Tumoren	11,4	
Tumoren der Mittellinie:		
Opticusgliome	11,8	11,5
Kraniopharyngiome	11,5	
Tumoren des 3. Ventrikels	11,2	
Pinealome	11,5	
Tumoren der Brücke	11,6	
Tumoren der Stammganglien	12,1	
Tumoren der hinteren Schädelgrube:		
Medulloblastome	12,0	11,8
Spongioblastome	11,4	
Ependymome	12,4	
Plexuspapillome und unklassifizierte Tumoren	11,3	
Brückenwinkeltumoren	11,9	
Intrakranielle Drucksteigerung anderer Genese:		
Aquäduktstenosen	10,2	10,5
Magendi-Verschlüsse	10,2	
Kraniostenosen	11,2	

3. Die Nahtverbreiterung und ihre Abhängigkeit von Lebensalter und Krankheitsdauer

Die Nahtverbreiterung, die — anatomisch nicht korrekt — auch als Nahtsprengung, Nahtdehiszenz oder Klaffen der Nähte bezeichnet wird, ist, wie bei der Auswertung der einzelnen Krankheitsgruppen gezeigt werden konnte, neben der pathologischen Sellaveränderung im Wachstumsalter wichtigstes und zugleich häufigstes Zeichen einer allgemeinen intrakraniellen Drucksteigerung. Über die *Zeit,* die zwischen Krankheitsbeginn und nachweisbarer Nahtverbreiterung vergeht, liegen verschiedene Angaben vor.

BAENSCH sieht in ihr ein Zeichen schon länger bestehenden Druckes, während CAFFEY, McRAE und ELLIOTT und auch HÜNERMANN sie für ein sehr früh auftretendes und akutes Symptom halten. DU BOULAY und HÜNERMANN konnten eine Verbreiterung des Nahtspaltes bereits innerhalb eines Zeitraumes von 10—14 Tagen nachweisen; ERDÉLYI und SITSEN geben ein Intervall von 2—3 Wochen, ENCKE sowie KLEINSASSER von 6—8 Wochen an. Wir selbst fanden die Nahtverbreiterung frühestens 4 Wochen nach Krankheitsbeginn bestätigt; allerdings war dann die Breite des Nahtspaltes manchmal schon so ausgeprägt, daß wohl schon zu einem früheren Zeitpunkt die Diagnose hätte gestellt werden können (Abb. 57a—c). Diese unterschiedlichen Beobachtungen beruhen, wie auch DU BOULAY annimmt, auf der voneinander abweichenden Alterszusammensetzung des jeweiligen Krankengutes. In der 1. Lebensdekade und besonders in den ersten 5 Lebensjahren kann sich nämlich die Nahtverbreiterung wegen der noch vorhandenen Funktionstüchtigkeit des Nahtbindegewebes rasch entwickeln, während sie im Laufe des 2. Lebensjahrzehntes auf Grund der immer geringer werdenden Regenerationsfähigkeit der Nahtbindegewebssubstanz Ausdruck einer meist schon seit mehreren Monaten bestehenden, mit vermehrtem Innendruck einhergehenden Erkrankung ist.

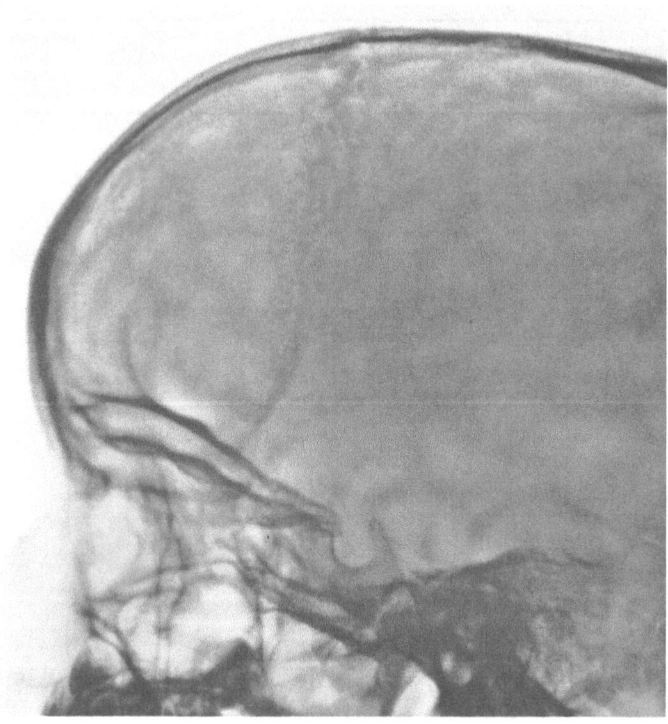

a

Abb. 57a—c. 6 Jahre altes Kind. Verbreiterung der Coronarnaht. a Klinischer Beginn der Erkrankung. b und c Kontrollaufnahmen in vierwöchigen Abständen

Die Angaben von BULL über die *Häufigkeit* der Nahtverbreiterung in Abhängigkeit vom Alter der Jugendlichen besagen, daß dieser Hinweis auf einen raumfordernden Prozeß bei über zehnjährigen Patienten selten, bei mehr als 15jährigen nur noch vereinzelt auftrat und bei über 20 Jahre alten Kranken fehlte. SIGWART beobachtete in der 1. Dekade in 73,6 % der Fälle, zwischen 10. und 20. Lebensjahr noch bei 32 % und im 3. Dezennium bei 11,3 % aller Patienten eine Breitenzunahme des Nahtspaltes. Die bei unserem Krankengut gewonnenen Ergebnisse sind in Tabelle 9 zusammengefaßt. Daraus erkennt man neben der jeweiligen prozentualen Beteiligung der einzelnen Schädelhauptnähte in Abhängigkeit von der Lokalisation der Erkrankung den Unterschied innerhalb der vier Altersstufen.

Ganz gleich in welchem Alter die Nahtverbreiterung einsetzte, sie begann stets in den bregmanahen Abschnitten der Kranz- oder Pfeilnaht und setzte sich von dort gleichmäßig nach beiden Richtungen fort.

Bei älteren Kindern blieb sie öfter auf die Scheitelregion beschränkt, während bei kleinen Kindern nicht selten fast der ganze Nahtbereich betroffen war; hierbei war der Nahtspalt der Sutura coronalis oft noch breiter als der der Sutura sagittalis. Auch eine isolierte Coronarnahtverbreiterung bei sonst unauffälligem Nahtbild konnte — wohl infolge eines schon vorzeitigen Verschlusses der Tabula interna an den normal erscheinenden Nähten — gelegentlich beobachtet werden (Abb. 58).

Im Vergleich zu diesen beiden Schädelhauptnähten lagen an der Lambdanaht sehr viel seltener und nur dann Veränderungen vor, wenn die Coronar- und Sagittalnaht gleichfalls erweitert waren. Dies stimmte auch mit den Beobachtungen von ENCKE, FELSCH, HERTZ und ROSENDAL

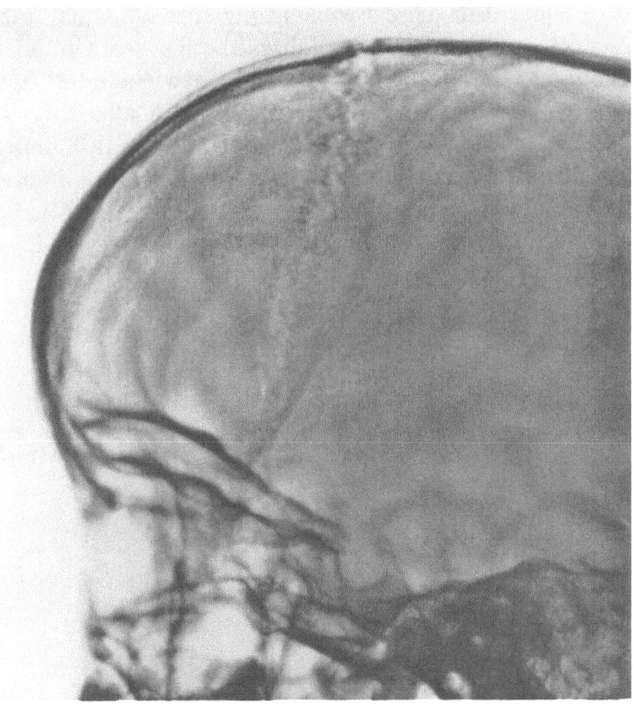

Abb. 57 b

Tabelle 9. *Häufigkeit der Nahtverbreiterung nach Alter und Sitz der Tumoren geordnet*

Alter (Jahre)	Cor.-Naht (%)	Sag.-Naht (%)	Lamb.-Naht (%)	Temp.-Naht (%)
	Großhirntumoren			
1— 5	85	79	58	25
6—10	67	58	31	6,6
11—15	29	25	3,6	—
16—20	10	16	12	—
	Tumoren der Mittellinie			
1— 5	73	59	36,5	9,2
6—10	55	34,5	8,6	—
11—15	39	27	8,1	—
16—20	8	8	4	—
	Infratentorielle Tumoren			
1— 5	89	89	65	24
6—10	80	59	33	14,2
11—15	44	31	15,2	—
16—20	21	7	—	—

überein. Eine isolierte Verbreiterung der Sutura lambdoidea sowie der Sutura parieto-mastoidea und occipito-mastoidea ist nur von ERDÉLYI bei einem Tumor der hinteren Schädelgrube beschrieben und von ihm als lokale Druckwirkung der Geschwulst auf die angrenzenden Nähte gedeutet worden.

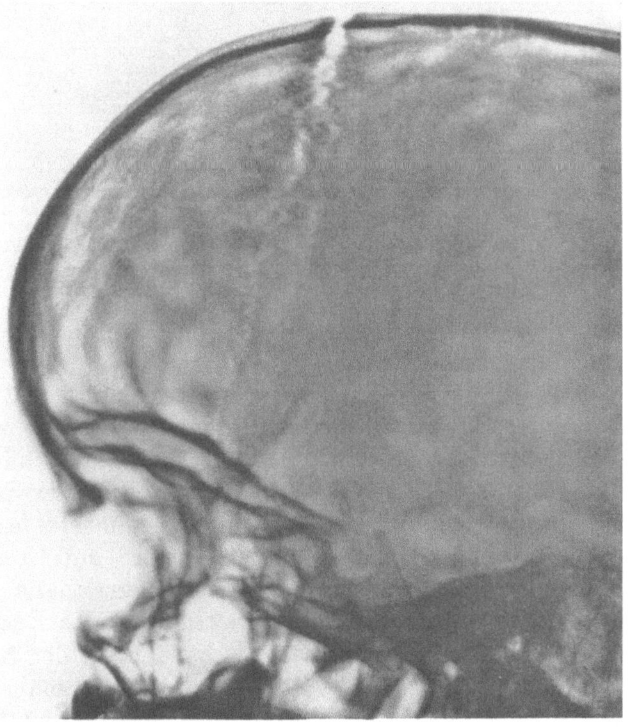

Abb. 57 c

Neben der Nahtverbreiterung als solcher wird auch der Form der Nahtzacken eine gewisse Bedeutung zuerkannt. E. G. MAYER sieht in ihrer Verlängerung und regelmäßigeren Anordnung den Beginn der Nahtverbreiterung, weist aber darauf hin, daß auch eine Abhängigkeit vom Zustand der Nähte und der Höhe des Druckes bestehe. MCRAE und ELLIOTT erachten eine alleinige Nahtverbreiterung als Hinweis für ein akutes Krankheitsgeschehen, die gleichzeitige Ausziehung der Nahtzacken hingegen mehr für ein subakutes

Stadium, während bei langer Krankheitsdauer die Nahtzacken vielfach wieder normal lang seien. Für diese Beobachtung spräche auch, daß bei einer jeweils etwa gleich großen Anzahl von Tumoren die Nahtzähne bei den schneller wachsenden Medulloblastomen nur siebenmal, bei den langsamer sich entwickelnden Spongioblastomen hingegen 22mal verlängert und ausgezogen waren. Es wird allerdings eingeräumt, daß individuelle, altersmäßige und auch von der Kalottendicke abhängige Unterschiede eine Rolle spielen. Aus diesen Gründen und wegen der mitunter unzuverlässigen anamnestischen Angaben bei Kindern messen HERTZ und ROSENDAL der jeweiligen Länge der Nahtzacken keine diagnostische Bedeutung bei, bestätigen aber die Beobachtung von MCRAE und ELLIOTT, daß der Prozentsatz der Spongioblastome mit einer Nahtverbreiterung größer sei als bei den Medulloblastomen. Unsere Befunde sprechen dafür, daß die Länge der Nahtzacken von der Anamnesendauer weitgehend unabhängig und wiederum das Alter der Patienten fast allein ausschlaggebend ist, da im 1. Lebensjahrzehnt 118mal, in der 2. Dekade aber nur noch 16mal eine Ausziehung der Nahtzacken vorhanden war. Für die Altersabhängigkeit läßt sich ferner anführen, daß bei Kleinkindern der an sich zu breite Nahtspalt gelegentlich durch sehr stark ausgezogene und verlängerte Nahtzacken fast ganz überbrückt war (Abb. 59), während ähnliche Befunde bei älteren Kindern und Jugendlichen fehlten.

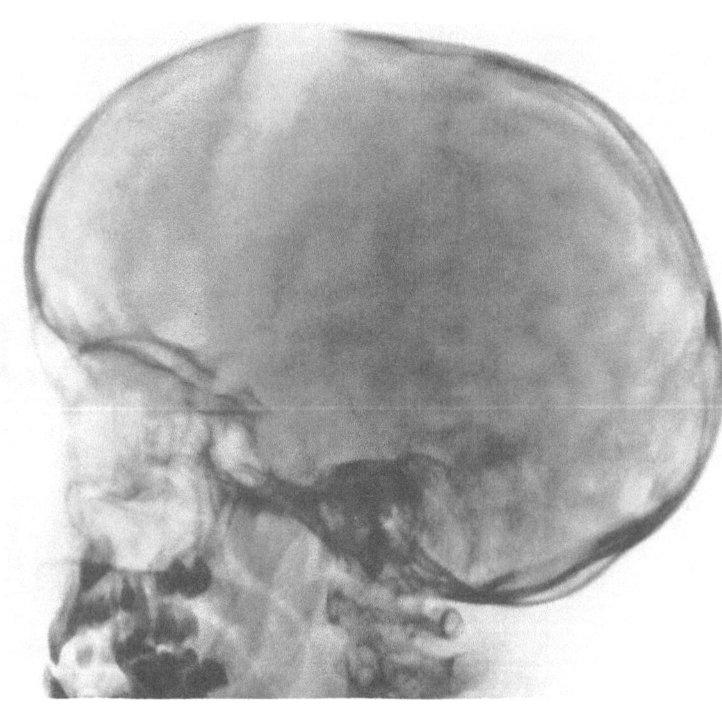

Abb. 58. Siebenjähriges Kind. Isolierte Verbreiterung der Coronarnaht bei normalem Nahtrandabstand der übrigen Suturen

Von den übrigen Suturen ist erwähnenswert, daß die persistierende Stirnnaht bei einer Verbreiterung der Sutura sagittalis mit erweitert werden kann. Die Sutura squamosa (temporalis) war bei Kindern bis zu 5 Jahren öfters, dann nur noch selten verbreitert. Vereinzelt fand sich neben der Verbreiterung der Schädelhauptnähte eine Einbeziehung der Sutura occipito-mastoidea und parieto-mastoidea; der Nahtspalt der Sutura mendosa nahm nie zu, weil die Verbindung der Ober- und Unterschuppe wohl schon von Geburt an zu fest und eine Lockerung des Nahtgefüges daher auch zu diesem frühen Zeitpunkt wenig wahrscheinlich ist. Die Nahtspalten der Naht- bzw. Schaltknochen waren z. T. mit erweitert (Abb. 60). Aus dem Vorhandensein der Nahtknochen ganz allgemein auf eine abgelaufene intrakranielle Drucksteigerung zu schließen (HAAS) ist unserer Ansicht nach aber nicht zulässig, da die Schaltknochen bei gesunden und kranken Kindern etwa gleich oft gefunden werden (ENCKE, GSTETTNER, eigene Untersuchungen). Vielleicht erklärt sich die Annahme von HAAS aus dem Umstand, daß sich bei einer intrakraniellen Drucksteigerung die Ränder der Nahtknochen infolge eines gewissen Spannungszustandes vielfach besser von der Umgebung abheben und somit ein häufigeres Vorkommen gegenüber gesunden Kindern vorgetäuscht wird.

Die Verbreiterung einer Naht beruht zwar meist, aber nicht ausschließlich auf einer intrakraniellen Drucksteigerung; entzündliche Veränderungen, Metastasen und Tumorinfiltrationen können ebenfalls Teile des Nahtbindegewebes und der angrenzenden Knochenränder zerstören und dadurch röntgenologisch sehr ähnliche Befunde hervorrufen.

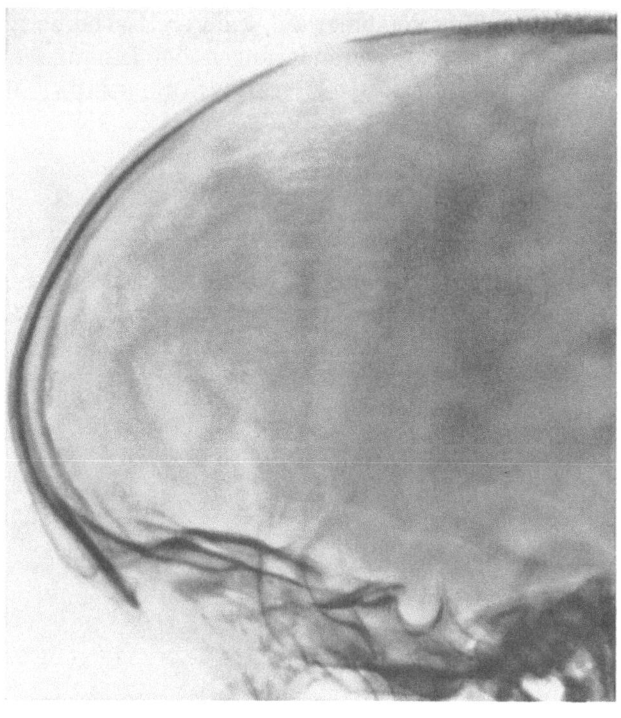

Abb. 59. Dreijähriges Kind; stark ausgezogene, den verbreiterten Nahtspalt fast überbrückende Nahtzähne

In der vorantiseptischen Zeit war eine Osteomyelitis im Nahtbereich keine allzu große Seltenheit. Sie kam besonders bei jüngeren Leuten, deren Nahtbindegewebe noch besser durchblutet war, öfter vor und wurde prognostisch als ungünstig angesehen. Nach den Berichten von FISCHER (zitiert nach SITSEN) und SITSEN selbst war dann der Nahtspalt verbreitert und die Zähnelung je nach dem Ausmaß der Zerstörung aufgehoben. Ausgedehntere Prozesse führten zudem zu einer unregelmäßigen Begrenzung der Nahtränder und auch zu Herdbildungen in den daran anschließenden Knochenabschnitten.

Metastatische Absiedlungen maligner Tumoren im Nahtbereich sind zwar bei jeder Geschwulst denkbar, jedoch findet man im Schrifttum in diesem Zusammenhang nur die Sympathogoniome erwähnt (CAFFEY, HITZIG und SIEBENMANN, MALAGUZZI-VALERI, SITSEN). Die bisher beschriebenen Fälle betrafen Kinder bis zu 5 Jahren. Durch die Infiltration der Nahtsubstanz konnte im Anfangsstadium das Bild einer intrakraniellen Drucksteigerung ganz imitiert werden; da der Tumor aber sehr bald auf die Umgebung übergreift und weitere Metastasen

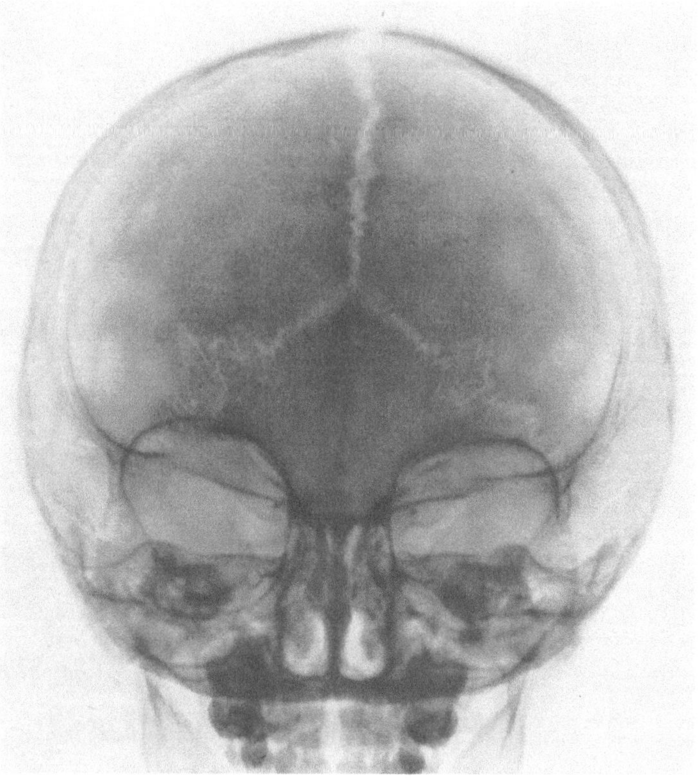

Abb. 60. Zweijähriges Kind; Verbreiterung der Sagittal- und Lambdanaht; normaler Nahtrandabstand im Bereich der Nahtknochen

in den Tabulae zur Abhebung des Periostes und zur Spiculabildung führen, war dann die Unterscheidung von einer auf anderer Usache beruhenden Nahtverbreiterung möglich.

Auch über Nahtveränderungen bei Leukämien sind bisher einzelne Beobachtungen bekannt geworden (Hitzig und Siebenmann, Malaguzzi-Valeri). Sie wurden bei

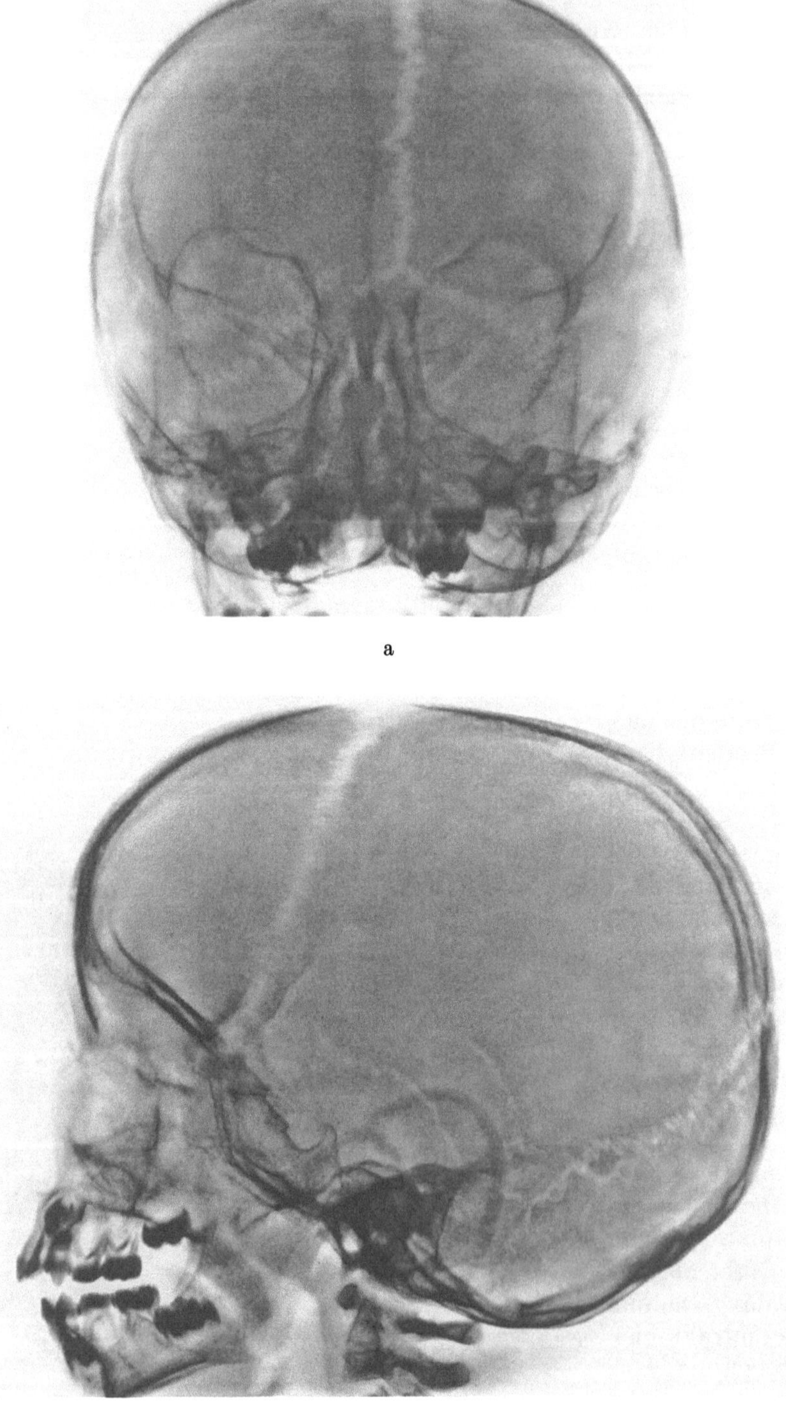

a

b

Abb. 61 a u. b. Zweijähriges Kind. Leukämie; die leukämischen Infiltrate im Nahtbindegewebe täuschen eine Nahtverbreiterung vor

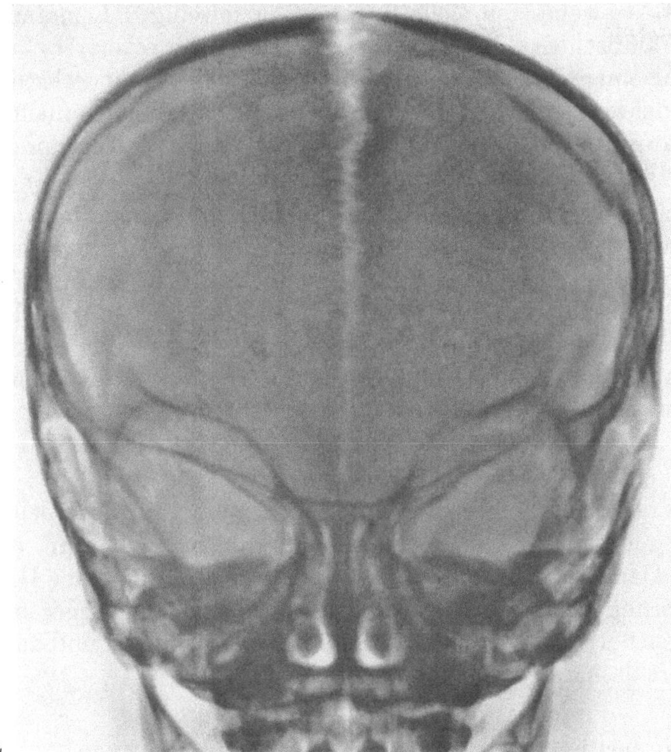
a

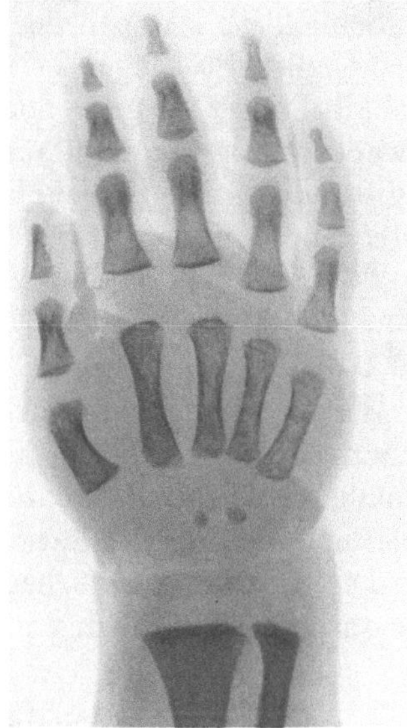
c

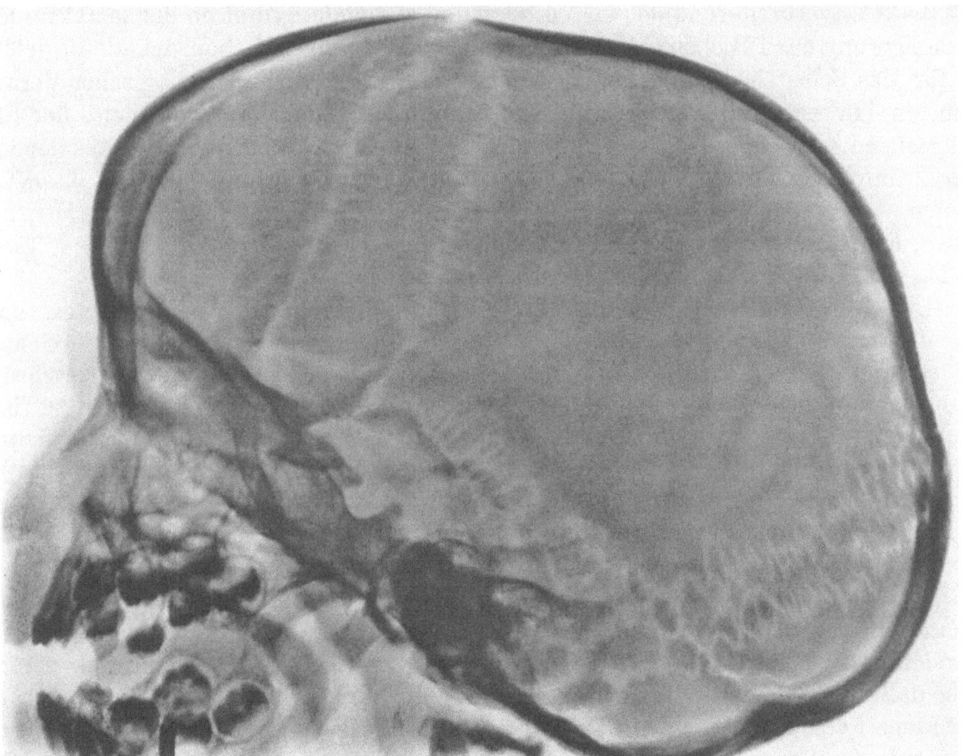
b

Abb. 62a—c. $2^1/_2$ Jahre altes myxödematöses Kind. a und b Die Verbreiterung der Coronar- und Sagittalnaht beruht auf einer Ossifikationsstörung. Hinweis auf die vorliegende Erkrankung sind die sehr zahlreichen Nahtknochen im Lambda- und Temporalnahtbereich. c Die Entwicklung des Handskelets entspricht der eines etwa 6 Monate alten Säuglings

Kindern der ersten Lebensjahre mit sog. akuter Leukämie beobachtet und entstanden durch Infiltrationen des Nahtbindegewebes mit Zellelementen der jeweiligen Leukämieform. Der Zeitraum zwischen klinischem Krankheitsbeginn und nachweisbarer Verbreiterung des Nahtspaltes betrug einige Monate bis mehr als 1 Jahr. Die Nahtverbreiterung nahm mit der Ausdehnung der leukämischen Infiltrate zu und an den im allgemeinen spitz zulaufenden Nahtzacken war mitunter eine Abrundung und Abflachung zu erkennen, so daß sich der Nahtrand mehr wellig konturiert darstellte (Abb. 61a und b).

Schließlich ist noch der verzögerte Nahtschluß bei auf erblicher Grundlage und auf hormonellen Störungen beruhenden Erkrankungen zu erwähnen. Der Nahtspalt ist hier deshalb breiter als er es normalerweise sein dürfte, weil die Vermehrung des Nahtbindegewebes zwar ungestört und in normalem Umfang erfolgt, die Verknöcherung an den Nahträndern aber zurückbleibt. Bekannt ist ein derartig verzögerter Nahtschluß bei der Osteogenesis imperfecta (Cocchi, in Schinz u. a.), der Dysostosis cleidocranialis (Behr, Caffey, Köhler, Schäfer), bei mongoloiden Kindern (Schiffer und Strubel) und beim Hypothyreoidismus (Bellini und Noves, Drey, Mussio-Fournier, Basantini u. Bazzano).

Welche Ähnlichkeit sich dann mit einer Nahtverbreiterung infolge einer intrakraniellen Drucksteigerung ergeben kann, geht aus der als Beispiel ausgewählten Abbildung des Schädels eines myxödematösen Kindes hervor. Als ein die Diagnose erleichternder Hinweis bei dieser Ossifikationsstörung kann die Vielzahl der Nahtknochen angesehen werden, die nach den vorliegenden Berichten der Literatur stets vorhanden sind und auch bei unserer Beobachtung nicht fehlten (Abb. 62a—c).

4. Sekundäre Sellaveränderungen bei intrakraniellen Erkrankungen

Ist die Nahtverbreiterung das im Vordergrund stehende Symptom der intrakraniellen Drucksteigerung des 1. Lebensjahrzehntes, so gilt dies in der 2. Lebensdekade in gleichem Maße für das Sellagebiet. Neben der allgemeinen Feststellung pathologischer Veränderungen am Türkensattel hat man aber vielfach auch versucht, aus der Weite der Sellaeingangsebene, dem Grad der Exkavation des Sellalumens und insbesondere aus der Form und dem unterschiedlichen Umriß der Sattellehne Hinweise für die Lage des Tumors zu gewinnen. Eingehend haben sich mit diesen Fragen unter anderen Caffey, Dietrich, Epstein, Erdélyi, Haas, Jupe, Kopylow, Kornblum und Osmond, Lindgren, Loepp, E. G. Mayer, Nordmark, Sosman und Stenvers befaßt.

Nach E. G. Mayer spricht ein dünnes, spitz zulaufendes, aufgerichtetes, spießartiges Dorsum mit großer Wahrscheinlichkeit für einen Tumor der hinteren Schädelgrube, während ein verkürztes, normal breites, an der Spitze nach hinten zu abgeschrägtes Dorsum vorwiegend bei supratentoriellen, hinter der Sella gelegenen Tumoren zu finden ist und eine verkürzte, oben horizontal oder nach vorn abgeschrägte Sattellehne mehr bei den chronischen Formen des Hydrocephalus zur Beobachtung gelangt. Haas, Reinert und Schüller sehen ein verkürztes, dünnes, nach oben spitz und keilförmig zulaufendes Dorsum als Folge einer Ventrikelerweiterung und insbesondere einer Größenzunahme des 3. Ventrikels an. Kopylow hält eine andere Erklärung für wahrscheinlicher: Bei einem Hydrocephalus occlusus, ausgelöst durch einen raumfordernden Prozeß im Bereich der hinteren Schädelgrube, werde der auf das Tentorium einwirkende supratentoriell vorhandene Druck durch einen von dem Tumor hervorgerufenen Gegendruck neutralisiert, so daß die Sattellehne infolge des noch auf dem Diaphragma sellae lastenden Druckes die Tendenz habe, sich nach vorn zu neigen; auf diese Weise entstehe ein atrophisches, dünnes, mit der Spitze bzw. den hinteren Klinoidfortsätzen nach vorn zu umgebogenes Dorsum und eine Atrophie der vorderen Klinoidfortsätze, aber keine Erweiterung der Sellaeingangsebene. Wenn hingegen die Okklusion durch eine Einengung im Aquäduktbereich entstanden ist und infolge einer Schwellung ein Verschluß der Tentoriumöffnung eintritt, so überwiege der auf das Tentorium gerichtete supratentorielle Druck; die Sattellehne werde dadurch aufgerichtet, nach rückwärts geneigt und verkürzt; die hinteren Klinoidfortsätze fehlten und die Weite des Sellaeingangs nehme zu. Ob eine derart schematische und mechanisch begründete Auffassung den doch recht komplizierten Vorgängen bei der intrakraniellen Drucksteigerung genügend Rechnung trägt, erscheint fraglich.

Die Erfahrungen ERDÉLYIS lassen sich folgendermaßen zusammenfassen: Eine Erweiterung des Sellalumens und der Sellaeingangsebene finde man bei suprasellär und in der hinteren Schädelgrube gelegenen Tumoren, nicht aber bei retrosellären Prozessen. Das Dorsum sei bei den suprasellären Tumoren häufig verkürzt, die Spitze bei retrosellären Geschwülsten nach vorn geneigt; der Umriß der Sattellehne bleibe beim Hydrocephalus occlusus glatt konturiert. Eine asymmetrische Zerstörung des Dorsum spreche für eine direkte Tumoreinwirkung und gegen einen durch eine Ventrikelerweiterung bedingten Befund. Am Sellaboden komme schließlich eine periostale Anlagerung nur bei sellanahen Tumoren, nie aber bei sellafernen Geschwülsten oder einer Ausweitung des 3. Ventrikels vor. Nach HAAS bewirken supraselläre Tumoren und der erweiterte 3. Ventrikel eine Vergrößerung der Sellaeingangsebene und eine Usur des Dorsum, aber nur eine mäßige Exkavation des Lumens. EPSTEIN kommt auf Grund einer Vergleichsuntersuchung von Tumoren der Mittellinie und Geschwülsten des Groß- und Kleinhirns zu dem Schluß, daß eine Verkürzung des Dorsum für einen mittelständigen Prozeß spräche. Als manchmal verwertbaren Hinweis zur Unterscheidung supra- und infratentorieller Tumoren gibt JUPE für die infratentoriellen Geschwülste eine von oben her erfolgende Arrosion des Dorsum und eine Erweiterung des Sellaeinganges, für die Großhirnhemisphärentumoren hingegen eine die ganze Sattellehne betreffende Verdünnung und teilweise gleichzeitige Erweiterung des Sellalumens an. HERTZ und ROSENDAL sehen keinerlei Beziehung zwischen der Lokalisation der Tumoren auf der einen Seite und der Art und dem Ausmaß der Druckveränderungen an den vorderen Klinoidfortsätzen, am Sellaboden und dem Dorsum sellae andererseits. Dieser Aussage kommt hier insofern stärkeres Gewicht zu, weil sie sich ausschließlich auf bei Kindern und Jugendlichen gewonnene Befunde bezieht.

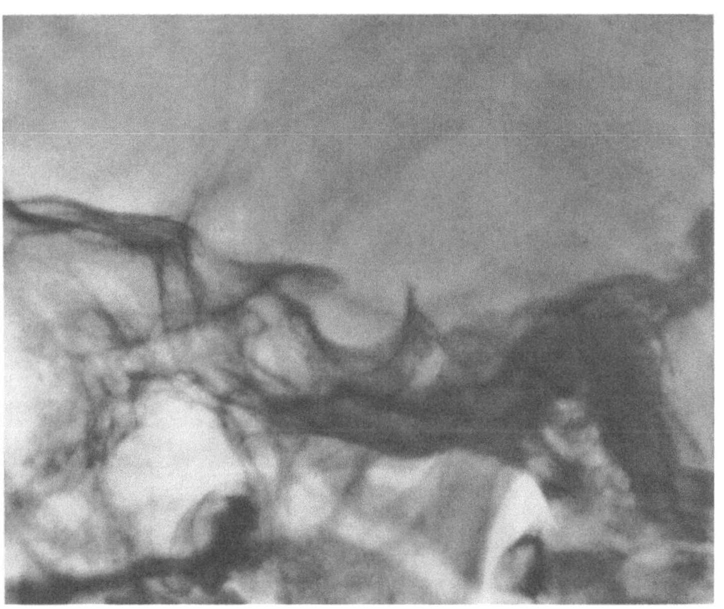

Abb. 63. Kleinhirntumor. Sekundäre Sellaveränderung mit doppelkonturiertem Sellaboden

Nach den eigenen Beobachtungen war aus der Sellagröße kein Hinweis zur Lokalisation zu entnehmen. Der Grad der Exkavation erreichte im Durchschnitt bei fast allen Tumoren und nicht tumorbedingten Erkrankungen gleichhohe Werte; extrem starke Ausweitungen kamen fast ausschließlich bei den Kraniopharyngiomen, den Tumoren des 3. Ventrikels, parasellären Geschwülsten und den Aquäduktstenosen vor.

Am Sellaboden zeigte sich bei den Großhirntumoren infolge einer einseitig stärkeren Senkung öfter eine Doppelkontur, die aber nicht als beweisendes Zeichen eines supratentoriellen Tumors angesehen werden darf, da dieser Befund auch bei Kleinhirntumoren vorkam (Abb. 63). Die Begrenzung des Sellabodens gegen die Keilbeinhöhle war teilweise unscharf, so daß die Spongiosa aufgelockert erschien; z. T. sah man aber auch eine deutliche Sklerosierung und Abgrenzung gegen das Cavum sphenoidale hin. Auf den Wert dieses Zeichens wird im folgenden Abschnitt 5 noch besonders eingegangen. Die Auflockerung der Struktur des Sellabodens betraf am häufigsten das hintere Drittel, dann aber auch den mittleren und vorderen Abschnitt, je nachdem, wie weit die Pneumatisation des Keilbeinkörpers bereits fortgeschritten war.

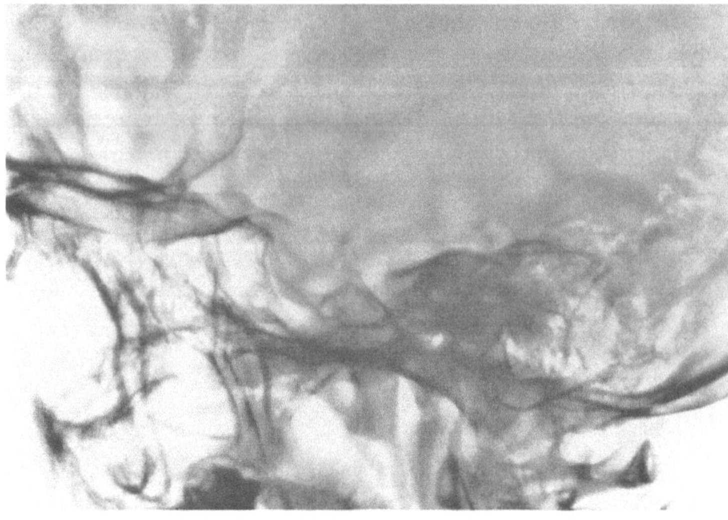

a

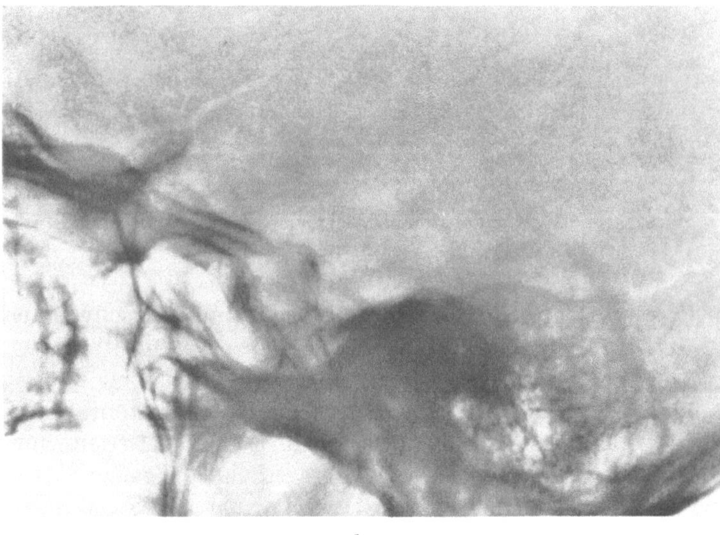

b

Abb. 64a u. b. Sellaprofil bei zwei Großhirntumoren. Allgemeine Porose der Sattellehne unterschiedlichen Grades bei einem 14- und 17jährigen Jugendlichen

Bei den Veränderungen an der Sattellehne glauben wir im wesentlichen zwei Formen unterscheiden zu können. Auf der einen Seite kam es zu einer das ganze Dorsum betreffenden Demineralisation und z. T. zu Unterbrechungen der äußeren Kontur, so daß die Sattellehne porotisch und stellenweise angenagt aussah (Abb. 64a und b). Bei der anderen Gruppe konnte ein von oben beginnender Abbau des Dorsum beobachtet werden, bei dem zwei Stadien zu trennen waren. Zu Beginn der Veränderung betraf die Kalkarmut die Spitze der Sattellehne und gegebenenfalls auch noch das obere bis mittlere Drittel, wobei die ursprüngliche Kontur des Dorsum aber noch zu erkennen und unversehrt war (Abb. 65). Im fortgeschrittenen Stadium fehlte dagegen ein mehr oder minder großer Teil des Dorsum, so daß nur noch ein kurzer stummelförmiger Rest in normaler Breite verblieb (Abb. 66). Neben diesen beiden Formen stellte sich das Dorsum sellae in einzelnen Fällen lang ausgezogen, schmal, steil und schattendicht dar, wie es von der primären Sellaveränderung her bekannt ist.

Versucht man nun die unterschiedlichen Befunde dem jeweiligen Sitz der Erkrankungen zuzuordnen, so bestand die das ganze Dorsum gleichmäßig betreffende Porose und Verschmälerung mehr bei den sellafernen Großhirntumoren mit fehlender oder nicht nennenswerter Erweiterung des 3. Ventrikels. Eine im Bereich der Dorsumspitze einsetzende

Entkalkung bei zunächst erhaltenen äußeren Konturen lag überwiegend bei den Tumoren der hinteren Schädelgrube vor, bei denen es durch den Hydrocephalus occlusus zu einer Ausweitung des 3. Ventrikels und zu einer Stauung in den basalen Zisternen gekommen war. Auch nicht direkt über dem Sellaeingang gelegene Tumoren des Hirnstammbereiches und mehrere kleine supraselläre Kraniopharyngiome führten zu diesem Bild. Der verstärkte Abbau des Dorsum, häufig bis zur Ansatzstelle hin, fand sich ganz überwiegend bei den Tumoren des 3. Ventrikels und bei ausgedehnten suprasellären Kraniopharyngiomen, vereinzelt auch bei den übrigen Tumoren des Stamm- und Kleinhirns, fast nie aber bei den Großhirngeschwülsten.

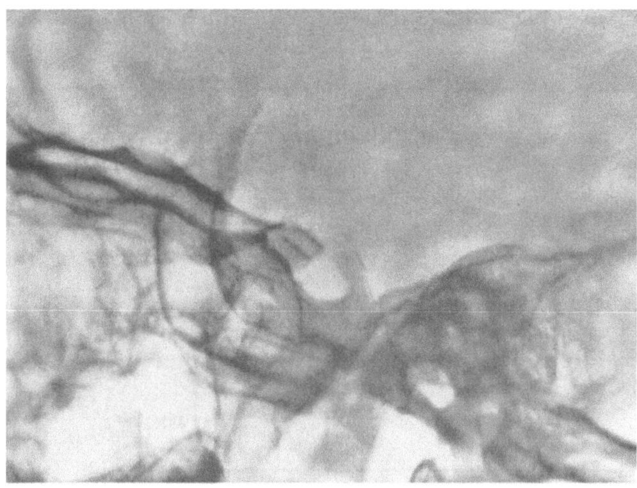

Abb. 65. Kleinhirntumor. Porose der Dorsumspitze bei erhaltener äußerer Kontur der Sattellehne

Intrasellär sowie intra- und suprasellär gewachsene Kraniopharyngiome und ein Teil der nicht tumorbedingten Aquäduktstenosen, bei denen sich der dilatierte 3. Ventrikel in das Sellalumen hinein vorgewölbt hatte, lösten öfter eine Sellaform und damit auch Veränderungen am Dorsum aus, die dem von den Hypophysenadenomen her bekannten Sellaprofil weitgehend entsprachen (Abb. 38).

Mit Nachdruck muß zusammenfassend betont werden, daß am Dorsum sellae, unabhängig vom Sitz der Neubildung und der Erkrankung, jede der erwähnten Formen entstehen kann, und es sich bei all diesen Befunden nicht um beweisende, die Lokalisation ermöglichende Zeichen handelte, sondern nur die eine oder andere Art der Veränderung überwog.

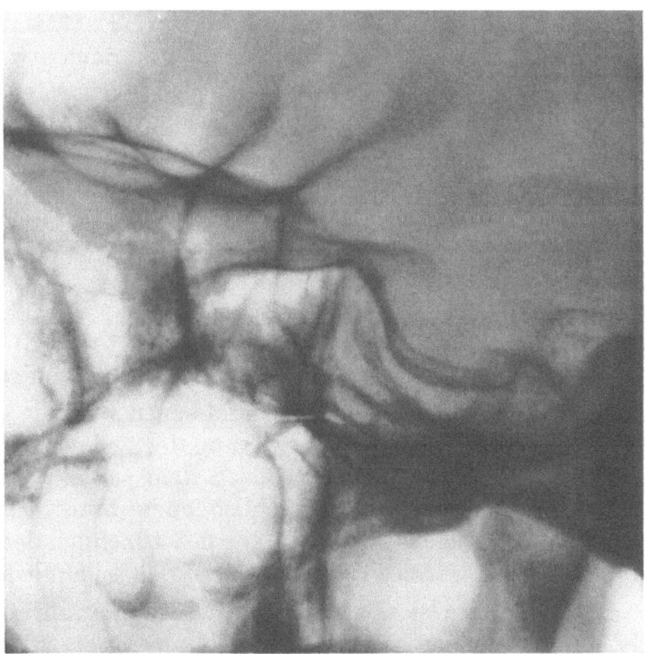

Abb. 66. Suprasellärer Tumor. Weitgehender Abbau der Sattellehne, gute Abgrenzung des verbliebenen Restes

Die Ursache für dieses unterschiedliche Verhalten unter gleichen Bedingungen ist noch nicht in allen Einzelheiten geklärt. Sicherlich ist bei dem von oben her erfolgenden Abbau der Sattellehne die Ursache in erster Linie in der Einwirkung des erweiterten 3. Ventrikels, der unter vermehrtem Druck stehenden basalen Zisternen und gegebenenfalls des Tumors selbst zu sehen. Bei der allgemeinen Osteoporose der Sellaregion und insbesondere der Sattellehne dürfte dagegen die Abflußbehinderung und Stauung im Bereich des Sinus cavernosus im Vordergrund stehen, die nicht nur bei einer intrakraniellen Druckerhöhung im Großhirnbereich, sondern auch bei raumfordernden Prozessen der hinteren Schädelgrube auftreten kann, wenn sich durch die Kompression der auf dem Clivus liegenden basalen Venen oder durch eine Verlegung des Sinus sigmoideus ein Kollateralkreislauf zum Sinus cavernosus hin entwickelt. Da somit bei supra- und infratentoriell gelegenen raumfordernden Prozessen gleichermaßen die Möglichkeit einer venösen Stauung im Sellabereich gegeben ist, finden die voneinander abweichenden Veränderungen am Dorsum sellae hierdurch vielleicht em ehesten ihre Erklärung.

5. Sekundäre Sellaveränderung und Anamnesendauer

An dem von der Basis ins Schädelinnere vorragenden Dorsum sellae wirkt sich die intrakranielle Drucksteigerung zuerst aus. Sodann folgen die Veränderungen am Sellaboden, die sich bei noch fehlender oder erst beginnender Pneumatisation des Keilbeinkörpers sehr rasch an die Porose des Dorsum anschließen oder fast gleichzeitig beginnen können, jedoch erst zu einem späteren Zeitpunkt auftreten, wenn der Sinus sphenoidalis in den an den Sellaboden angrenzenden Abschnitten bereits lufthaltig ist. Im weiteren Verlauf kommt es dann auch zu einer Ausweitung des Sellalumens und zu Veränderungen der relativ weit lateral gelegenen vorderen Klinoidfortsätze. Diese Reihenfolge wurde auch von Caffey u. a. bestätigt.

Tabelle 10. *Selläre Veränderungen bei Tumoren in Abhängigkeit von der Anamnesenlänge*

	Krankheitsdauer		
	bis 1/2 Jahr %	bis 1 Jahr %	<1 Jahr %
Großhirntumoren:			
Sellaexcavation . . .	13,1	44,5	34,0
Sellaboden	28,0	44,5	44,0
Dorsum	41,1	61,0	61,0
Tumoren der Mittellinie:			
Sellaexcavation . . .	18,9	23,0	66,0
Sellaboden	24,5	37,0	66,0
Dorsum	34,0	43,5	77,0
Infratentorielle Tumoren:			
Sellaexcavation . . .	21,5	32,0	45,5
Sellaboden	38,0	50,0	50,0
Dorsum	44,5	50,0	54,5

Die Porose des Dorsum sellae kann bereits innerhalb von 4 Wochen entstehen. E. G. Mayer sah sie vereinzelt sogar schon nach etwa 14 Tagen. Du Boulay nimmt als frühesten Zeitraum etwa 6 Wochen nach Beginn der ersten klinischen Symptome an. Zeitliche Angaben über entsprechende Befunde am Sellaboden zu ermitteln, ist schwierig, da der Druckwirkung je nach dem Grad der Pneumatisation des Keilbeinkörpers ein unterschiedlich großer Widerstand entgegengesetzt wird. Eine Exkavation des Sellalumens deutet nach Carstens auf eine schon etwa 1 Jahr anhaltende Drucksteigerung hin. Loepp sieht in einer nur gering vergrößerten, sonst aber intakten Sella einen Hinweis auf einen sehr langsam sich entwickelnden Hydrocephalus occlusus. Über die eigenen in Abhängigkeit von der Anamnese erhobenen Befunde gibt die Tabelle 10 Auskunft. Eine die Norm überschreitende Ausweitung des Sellalumens fand sich nicht selten doch schon innerhalb der ersten 6 Monate nach dem subjektiven Krankheitsbeginn. Die zeitliche Differenz zwischen einer ausschließlichen Porose des Dorsum und einer gleichzeitig bestehenden Sellaexkavation nahm mit zunehmender Krankheitsdauer immer mehr ab. Am geringsten war der Unterschied bei den sellanahen Tumoren.

Von Interesse ist aber nicht nur, ab wann erfahrungsgemäß mit einem pathologischen Befund im Bereich der Sella turcica gerechnet werden kann, sondern ob sich anhand bestehender Veränderungen auch eine Aussage über den Beginn der intrakraniellen Drucksteigerung treffen läßt. Obwohl die klinischen Symptome und röntgenologischen Zeichen nicht parallel verlaufen, läßt sich mit gewissen Einschränkungen doch oft sagen, ob die Sella turcica erst einige Wochen bis zu mehreren Monaten oder bereits seit längerem — worunter ein Zeitraum von etwa einem Jahr und mehr zu verstehen ist — einem vermehrtem Druck ausgesetzt war. Die Zeichen, die auf einen erst verhältnismäßig kurz zurückliegenden Krankheitsbeginn schließen lassen, sollen an Hand einer Verlaufsserie erläutert werden. Bei dem elfjährigen Jungen traten ziemlich akut Kopfschmerzen und Erbrechen auf; außerdem bestanden Doppelbilder; die wenige Tage später angefertigten

Übersichtsaufnahmen des Schädels ergaben einen normalen Befund (Abb. 67a); der Sellaboden war scharf konturiert, der Abschluß zum Sellalumen hin wirkte in der Struktur verdichtet; das in seinen Umrissen erhaltene Dorsum zeigte normalen Kalkgehalt. Auf einer Kontrollaufnahme nach 4 Wochen (Abb. 67b) konnte bereits eine Osteoporose der Sattellehne und des hinteren Abschnittes des Sellabodens nachgewiesen werden; das Sellalumen war durch die Demineralisation etwas weiter geworden. Nochmals einen Monat später hatten die schon vorhandenen Veränderungen deutlich zugenommen (Abb. 67c). Der Sellaboden war nun auch im mittleren und vorderen Abschnitt unscharf konturiert, die Porose des Dorsum war stärker geworden. An der Dorsumspitze sah man statt der normalerweise vorhandenen Abrundung eine horizontal verlaufende Abschlußlinie.

Im Gegensatz hierzu bestand bei einer schon über längere Zeit wirksamen intrakraniellen Drucksteigerung ein Befund, der für eine gewisse Anpassung an die veränderten Verhältnisse sprach. Die Exkavation des Türkensattels zeigte unterschiedliche Grade. Die Kontur der gegen die Keilbeinhöhle hin verlagerten unteren Sellabegrenzung hob sich als verdichtete Zone wieder gut von der Umgebung ab und war an keiner Stelle unterbrochen. Auch in

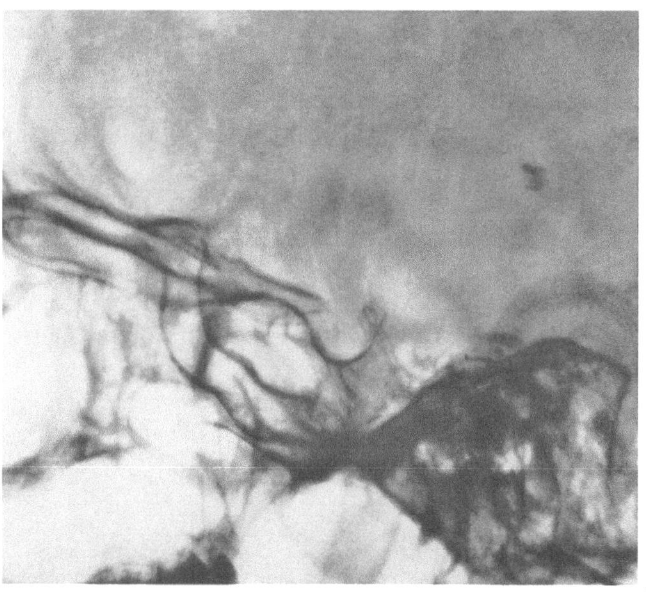

a

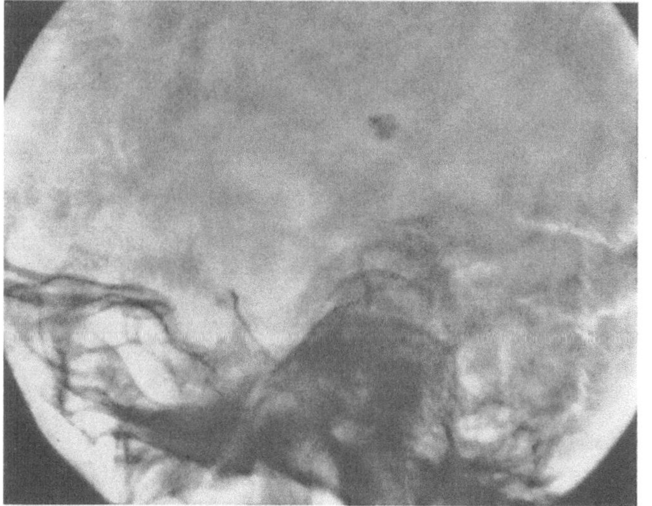

b

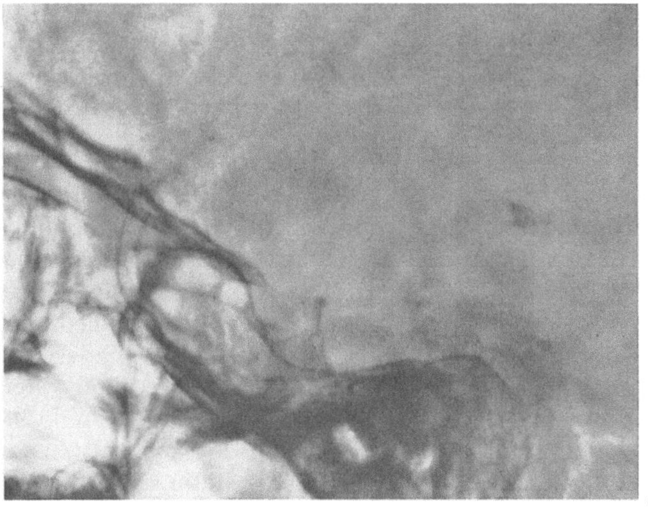

c

Abb. 67a—c. Elfjähriger Junge. Entwicklung einer sekundären Sellaveränderung. a Normaler Sellabefund. b Gleicher Patient: Zeitlicher Abstand 4 Wochen; bereits gut zu erkennende Porose am Sellaboden und Dorsum sellae. c Gleicher Patient: Nach weiteren 4 Wochen ist die Demineralisation fortgeschritten; beginnende Exkavation dem noch vorhandenen, nicht abgebauten Abschnitt der Sattellehne hatte sich wieder mehr Kalk eingelagert, so daß der äußere Umriß meist gut zu erkennen war (Abb. 68).

Zwischen diesen beiden Befunden fanden sich selbstverständlich viele Übergänge, jedoch ergab sich bei entsprechender Bewertung der einzelnen Symptome doch oft ein ungefährer Anhalt, ob eine langsam sich entwickelnde oder rasch zunehmende Drucksteigerung vorlag.

Die zeitabhängigen Befunde wurden durch die Angaben von E. G. MAYER bestätigt, der bei einer „akuten" intrakraniellen Drucksteigerung eine gegen die Umgebung undeutlich abgegrenzte Porose des Sellabodens fand und auf die wieder relativ scharfe Kontur des nach basal zu verlagerten Sellabodens bei einer „chronisch" verlaufenden Druckerhöhung hinwies. MCRAE und ELLIOTT unterscheiden ebenfalls ein akutes bzw. subakutes und ein chronisches Stadium; für die erstere Annahme spräche unter anderem die Decalcifikation des Dorsum bei sonst normalem Sellabild, für das chronische Stadium hingegen eine Erweiterung der Sella turcica, deren Kalkgehalt insgesamt aber weitgehend erhalten sei. LINDGREN unterteilt die sellären Veränderungen ihrem zeitlichen Ablauf nach in drei Grade. Im 1. Stadium werde am Dorsum sellae, mitunter auch am Sellaboden die Corticalis dünner und der Kalkgehalt der subcortical gelegenen Spongiosa nehme ab. Halte die Druckeinwirkung weiter an, so würde die Randkontur der Sattellehne unterbrochen und es entstünden oberflächliche Defekte. Schließlich käme es im 3. Stadium zu größeren Defekten an der Sattellehne und gleichzeitig auch zu Veränderungen an den vorderen Klinoidfortsätzen und dem Tuberculum sellae.

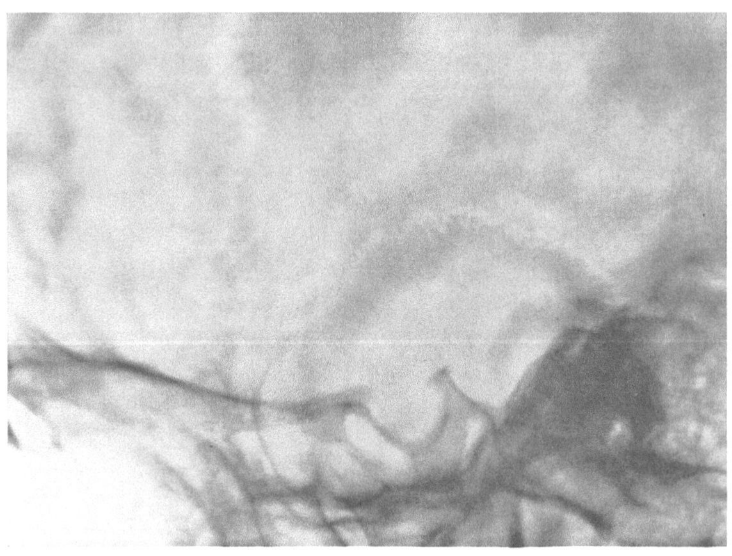

Abb. 68. Elfjähriges Mädchen. Krankheitsdauer $2^1/_2$ Jahre. Mäßige Erweiterung des Sellalumens; scharfe Kontur des Sellabodens, gute Begrenzung der Sattellehne

6. Diagnostischer Wert der Impressiones digitatae

Der diagnostische Wert vermehrter Impressiones digitatae als Zeichen der intrakraniellen Drucksteigerung wird unterschiedlich beurteilt. SCHINZ und SCHÜLLER sehen darin ein sehr verläßliches Symptom; auch WEICKMANN neigt zu dieser Auffassung, da bei 35 Tumoren des Jugendalters elfmal lediglich die vertieften Impressiones digitatae an einen raumfordernden Prozeß denken ließen. BOLLETTINO, FÉNYES, HÜNERMANN, ROTH und LEMBKE sowie RÖSSLE (zitiert nach SEIFERTH) deuten die Vertiefung der fingerförmigen Eindrücke weniger als Ausdruck eines intrakraniellen Raummangels, sondern halten sie überwiegend für eine konstitutionell bedingte Variante, da gleichartige Befunde auch bei körperlich und geistig gesunden Kindern, bei Epileptikern, Schwachsinnigen, Patienten mit migräneartigen Beschwerden und vereinzelt auch bei ganz andersartigen Erkrankungen vorkamen. ULLRICH, FANCONI und GROB sind ebenfalls der Ansicht, daß die stärkere Ausprägung der Impressiones digitatae zunächst nur eine Schädelanomalie unbestimmten Charakters darstellt; unter anderem sei sie besonders häufig nach mit einer

Commotio einhergegangenen Schädeltraumen und bei Krampfleiden zu beobachten. Die Untersuchungen von RITTER an über 1000 Fällen zeigen ebenfalls, daß bei einer größeren Anzahl von Patienten mit Debilität, Epilepsie und Psychosen der Index der Impressiones digitatae erhöht war.

Wegen der zahlreichen Krankheitsbilder, die mit einer überdurchschnittlichen Betonung der fingerförmigen Eindrücke einhergehen können, schlagen JUPE und HEMPEL vor, die Impressiones digitatae nur dann als pathologisch anzusehen, wenn sie nach dem 15. Lebensjahr oder erst im Erwachsenenalter verstärkt auftreten.

Tabelle 11. *Häufigkeit der Impressiones digitatae und ihre Relation zur Anamnesenlänge*

	Art der Erkrankung		bis $^1/_2$ Jahr	bis 1 Jahr	<1 Jahr	Insgesamt		
Großhirntumoren, 105	Ependymome	32	4	4	1	9	23 %	27,6 %
	Oligodendrogliome	13	—	1	2	3		
	Spongioblastome	14	—	—	3	3		
	Astrocytome	7	3	—	—	3		
	Sarkome	10	—	1	—	1		
	Meningiome	7	—	—	2	2		
	Unklassifizierte Tumoren	9	1	—	—	1		
	Kleine Gruppen	13	1	—	1	2		
Tumoren der Mittellinie, 139	Opticusgliome	20	—	—	—	—	28 %	
	Kraniopharyngiome	43	1	2	13	16		
	Tumoren des 3. Ventrikels	19	3	1	3	7		
	Tumoren der Vierhügelregion	27	8	1	5	14		
	Tumoren der Brücke	16	—	—	—	—		
	Tumoren der Stammganglien	14	—	1	1	2		
Infratentorielle Tumoren, 213	Medulloblastome	87	13	12	3	28	32 %	
	Spongioblastome	85	10	13	7	30		
	Ependymome	22	3	1	—	4		
	Kleine Gruppen	10	2	—	2	4		
	Brückenwinkeltumoren	9	—	—	2	2		
Erkrankungen anderer Genese, 169	Aquäduktstenosen	43	5	9	24	38	44,5 %	
	Magendi-Verschluß	15	2	—	6	8		
	Tbc-Meningitis	72		unbekannt		15		
	Kraniostenosen	17	1	1	12	14		
	Abscesse, Encephal.	22	—	—	—	—		
Gesamt		626	57	47	87	206 = 33 %		

Die meisten Autoren, darunter BAENSCH, CAFFEY, DIETRICH, HERTZ und ROSENDAL, HEINZ und PAPE, HOEN und KAISER, LINDGREN, LOEPP und LORENZ, E. G. MAYER, SEIFERTH und STENVERS erkennen den vermehrten Impressiones digitatae aber doch eine auch für das Kindes- und Jugendalter gültige, bedingte diagnostische Bedeutung im Sinne des Druckzeichens zu, wenn ihre Entstehung und deutlichere Ausprägung im Verlauf der Erkrankung beobachtet werden kann oder noch andere Symptome der intrakraniellen Drucksteigerung vorliegen.

Über den zeitlichen Zusammenhang im Vergleich zu den anderen allgemeinen Merkmalen der intrakraniellen Drucksteigerung differieren die Angaben ebenfalls. BAENSCH, NUSSBAUM, SPATZ und STROESCU halten vermehrte Impressiones digitatae für ein Frühsymptom, während MCRAE und ELLIOTT sowie ERDÉLYI darin ein Spätzeichen erblicken. Nach E. G. MAYER müssen mehrere Wochen, nach DU BOULAY, OSTERTAG und SCHIFFER etwa 2—3 Monate und nach STENVERS sogar über 1 Jahr vergehen, ehe es zur sichtbaren Ausbildung vertiefter Impressiones digitatae im Röntgenbild gekommen ist. HOEN und KAISER weisen ebenfalls darauf hin, daß es Monate bis Jahre dauern könne, ehe ein pathologischer Befund zu erkennen sei.

Über die Reihenfolge der einzelnen allgemeinen Hirndruckzeichen findet sich bei CAFFEY der Hinweis, daß vermehrte Impressiones digitatae erst nach der Nahtverbreiterung auftreten. Die von KLEINSASSER, SEIFERTH und auch von uns vorgenommene Beurteilung nach Altersstufen ergab, daß sich im 1. Dezennium zuerst die Nahtverbreiterung, in zweiter Linie die selläre Veränderung und erst zuletzt oder zusammen mit dem krankhaften Sellabefund die pathologischen Impressiones digitatae entwickeln. In der 2. Dekade war das vorwiegende Symptom die Sellaveränderung, gefolgt von der etwa zu gleicher Zeit auftretenden Nahtverbreiterung und der Vermehrung der fingerförmigen Eindrücke.

Über den prozentualen Anteil der als vermehrt und vertieft angesehenen Impressiones digitatae und deren Entstehung in Abhängigkeit von der Krankheitsdauer gibt die Tabelle 11 Aufschluß. Daraus geht hervor, daß insgesamt bei 206 von 626 Patienten — das sind etwa ein Drittel aller Kranken — pathologisch vermehrte Impressiones digitatae vorlagen. Wurden nur die Tumoren berücksichtigt, so betrug das Verhältnis 27,6 % gegenüber 44,5 % bei den Erkrankungen anderer Genese. Der letztere hohe Wert erklärt sich aus dem großen Prozentsatz vertiefter fingerförmiger Eindrücke bei den Aquäduktstenosen und Kraniostenosen.

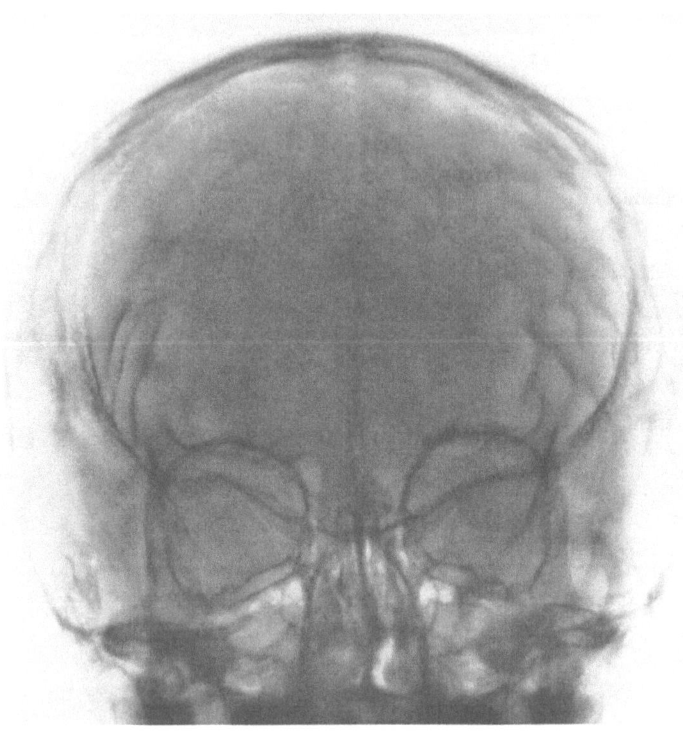

Abb. 69. Linksseitige Betonung der Impressiones digitatae bei einem rechtsseitigen Tumor

Wenn die Großhirntumoren, die Geschwülste der Mittellinie und die infratentoriellen Neubildungen getrennt betrachtet wurden, so überwogen die infratentoriellen Geschwülste mit 32 %, gefolgt von den Tumoren der Mittellinie mit 28 % und schließlich den Großhirntumoren mit 23 %. Der Vergleich mit den Ventrikulogrammen ergab, daß die Entstehung pathologischer Impressiones digitatae überwiegend beim Hydrocephalus occlusus zu beobachten und damit an eine allgemeine, alle Abschnitte gleichmäßig erfassende intrakranielle Drucksteigerung gebunden war. Diese Auffassung vertritt auch HEYMANN. Die Relation zwischen Anamnesenlänge und vertieften Impressiones digitatae zeigte, daß es sich bei diesem Symptom mehr um ein Spätzeichen handelte. Bei den Patienten mit einer Krankheitsdauer bis zu 6 Monaten waren die fingerförmigen Eindrücke in 24,5 % vertieft, bei den Patienten, deren Anamnese bis zu 1 Jahr zurückreichte in 40 % und schließlich bei den Kranken mit mehr als einjährigen klinischen Krankheitserscheinungen in 48 %.

Neben der den gesamten Hirnschädel betreffenden Vertiefung der Impressiones digitatae ist auch ihre mehr isolierte, auf einen bestimmten Bezirk beschränkte Ausbildung zu erwähnen, da ihr eine gewisse Bedeutung für die Lokalisation der Tumoren zukommen soll. Nach E. G. MAYER, KÖHLER und ZIMMER treten die Impressiones digitatae bisweilen zuerst auf der Seite des Tumors in stärkerem Maße auf, ehe die gesamte Kalotte einbezogen wird. Andererseits kann es aber, wie E. G. MAYER hinzufügt, auch bei atrophischen Veränderungen zu umschriebenen Kalkeinlagerungen an den Juga kommen, die das Bild vermehrter Impressiones digitatae vermitteln. Nach unseren Erfahrungen ist es nicht zulässig, aus einer umschriebenen Vertiefung der fingerförmigen Eindrücke auf den Tumorsitz zu schließen, da dieser Befund inkonstant war und gelegentlich auf der Tumorseite, aber auch auf der Gegenseite der Neubildung auftrat (Abb. 69).

7. Tumorverkalkungen und deren Artdiagnose

Um verwertbare Angaben über die Häufigkeit von Kalkeinlagerungen im Tumorgewebe zu erhalten, sollte in jedem Bericht neben dem jeweiligen Alter der Patienten auch die histologische Diagnose und die Lokalisation der Geschwulst angegeben werden, da sonst ein objektiver Vergleich unmöglich wird und zu leicht ein falsches Bild über die tatsächlichen Verhältnisse entsteht.

HERTZ und ROSENDAL sahen bei 150 Tumoren jugendlicher Patienten bis zu 15 Jahren insgesamt in 11,7% Kalkeinlagerungen im Tumorgewebe; bei den supratentoriellen Geschwülsten betrug der Prozentsatz unter Ausschluß der Kraniopharyngiome 21% und bei ausschließlicher Berücksichtigung aller Gliome 8,5%. JOHNSON und HODGES benannten die Zahl der supratentoriell verkalkten Geschwülste mit 12,4%; BULL gab für die Großhirnhemisphärentumoren im Kindes- und Jugendalter sogar den erstaunlich hohen Wert von 49% an, während er bei Berücksichtigung des gesamten Krankengutes ebenso wie FRENCH in 30% aller Fälle pathologische Verkalkungen fand.

Bei den 105 Großhirntumoren des eigenen Krankengutes zeigten 31 Fälle Kalkeinlagerungen; das entsprach einem positiven Befund von 29,5%. Über diesem Durchschnitt lagen die Ependymome, die Meningiome, die Oligodendrogliome und die ihrer Art nach unklassifizierbaren Geschwülste.

Unter den 139 Tumoren der Mittellinie waren es ganz überwiegend die Kraniopharyngiome, in denen sich Kalk eingelagert hatte (84%); ein Vergleich mit den Angaben anderer Autoren zeigte hier folgendes Bild: LINDGREN 55%, CAMP, LOVE und MARSHALL je 56%, HERTZ und ROSENDAL 64%, PARNITZKE 66%, CRAIG, KEITH und KERNOHAN 70%, MCKENCE und SOSMAN 71%, DECKER 73%, BROUQUE 75%, CUSHING 80%, MCLEAN 85% und BULL 94%. Eine Zusammenstellung LINDGRENs aus der Literatur über 238 Kraniopharyngiome aller Altersstufen zeigte, daß im Mittel gesehen in 58% sichtbare Kalkschatten vorlagen (teilweise zitiert nach PARNITZKE).

Bei den Vierhügeltumoren kam es in fünf Fällen zu einer so ausgedehnten und kompakten Vergrößerung der Glandula pinealis, daß an einem pathologischen Befund nicht mehr zu zweifeln war. Sonst bestanden nur noch bei einem Mißbildungstumor des 3. Ventrikels Kalkinkrustationen.

Verkalkungen der infratentoriellen Tumoren sind sehr selten; sie konnten in unserer Untersuchungsreihe in keinem Fall nachgewiesen werden. Wenn sie zur Darstellung gelangen, so sind es nach PARNITZKE meist Spongioblastome, Ependymome, Meningiome und Plexuspapillome, nie aber Hämangiome und Neurinome. BAILEY beschrieb zwei Astrocytome des Kleinhirns, in denen Kalkablagerungen zu erkennen waren und auch HERTZ und ROSENDAL sahen bei zwei vierjährigen Kindern mit einem Ependymom des 4. Ventrikels einen entsprechenden Befund. BOLDREY und MILLER führten die nur vereinzelten Beobachtungen von verkalkten Kleinhirntumoren auf die verhältnismäßig rasche Entwicklung des Hydrocephalus occlusus und die daraus sich ergebende klinische Symptomatik zurück, so daß die Zeit bis zur Ablagerung von Kalkinkrustationen zu gering sei. Sicherlich spielen zudem aber auch die schon erwähnten anatomischen Gegebenheiten und Projektionsverhältnisse im Bereich der hinteren Schädelgrube, die den Nachweis von Verkalkungen erschweren, eine gewisse Rolle.

Die Artdiagnsse aus der Anordnung einer Verkalkung zu bestimmen, gelang vielfach nicht. Zu diesem Schluß kam auch PARNITZKE anhand seines umfangreichen Untersuchungsmaterials. Die für das Oligodendrogliom als typisch beschriebenen, sich überschneidenden, bogig verlaufenden, streifen- und wollfadenartigen Kalkschatten waren in dieser Form bei jugendlichen Patienten nur vereinzelt zu sehen. Auch die Kalkeinlagerungen in Meningiomen zeigten, von einer Hyperostose abgesehen, uncharakteristische Befunde, zumal diese Diagnose im Jugendalter kaum in Erwägung gezogen wird. Bei den Ependymomen sah man neben kleineren, krümeligen Kalkeinlagerungen mehrfach auch homogene, intensivere Kalkschatten, die in ähnlicher Form aber auch bei anderen Tumorarten vorhanden waren.

Auf das unterschiedliche Ausmaß und die differente Anordnung der Kalkeinlagerungen innerhalb der Kraniopharyngiome wurde bereits hingewiesen. Hier war aus der Lage der Verkalkungen und bei Kenntnis des Alters der Patienten die Diagnose mit großer Wahrscheinlichkeit zu stellen. Es muß aber bedacht werden, daß Gliome des Chiasma und des Hypothalamus in ganz gleicher Weise verkalken können und auch Kalkeinlagerungen in Tumoren des 3. Ventrikels, bei Chordomen, Dermoiden, suprasellären Meningiomen und Aneurysmen zu diagnostischen Schwierigkeiten in der röntgenologischen Abgrenzung führen können.

Gleichbedeutend mit dem Nachweis einer pathologischen intracerebralen Verkalkung ganz allgemein ist für den Wert der Nativaufnahmen auch die Feststellung, daß derartige Verkalkungen mitunter vor allen anderen Kennzeichen der intrakraniellen Drucksteigerung im Übersichtsbild zu sehen sind. So waren bei fünf Großhirnependymomen, je zwei Oligodendrogliomen, Astrocytomen und Meningiomen, einem unklassifizierbaren Tumor und bei fünf Kraniopharyngiomen die pathologischen Kalkinkrustationen das einzig sichtbare Symptom des intrakraniellen raumfordernden Prozesses.

8. Lokale Wandveränderungen der Kalotte bei Tumoren und nicht tumorbedingten Erkrankungen

Die zwar in unterschiedlicher Stärke und Ausdehnung, aber doch stets begrenzte Verdünnung und Vorwölbung der Kalotte ist ein Symptom, das an die noch bestehende Verformbarkeit des Hirnschädels gebunden ist. BAENSCH hielt lokale Arrosionen für seltene Befunde, HERTZ und ROSENDAL sahen sie unter 150 Tumoren des Jugendalters insgesamt 15mal, jedoch betrug der Prozentsatz bei ausschließlicher Berücksichtigung der Großhirnhemisphärentumoren 42%. DIBBERN fand in 21 von 54 Fällen Druckusuren, die allerdings sowohl die Kalotte als auch die Schädelbasis betrafen. Im Gegensatz hierzu stehen die Angaben von BAILEY und FRENCH, die lediglich bei 2 bzw. 3,2% ihres Krankengutes derartige Veränderungen am Hirnschädel diagnostizieren konnten. Auch HEUER und DANDY (zitiert nach HERTZ und ROSENDAL) erwähnten nur bei zwei von insgesamt 100 Hirntumoren einen im Röntgenbild erkennbaren lokalen pathologischen Befund an der Kalotte.

Im eigenen Krankengut war eine umschriebene Verdünnung des Hirnschädels, die z. T. mit einer Vorwölbung dieses Abschnittes verbunden war, bei 33 Großhirngeschwülsten, das sind 31,5%, zu beobachten. Diese verhältnismäßig hohe Zahl ergab sich aber nicht allein aus der Auswertung der sagittalen und seitlichen Übersichtsaufnahmen; öfters deckte — wenn die Neubildungen mehr frontal oder occipital gelegen waren — erst die zusätzliche Betrachtung der in ihrer Einstellung etwas von der normalen Projektion abweichenden ventrikulographischen Bilder den Lokalbefund an der Kalotte auf. Auch JUPE bestätigte, daß es manchmal mehrerer Aufnahmen in gering abgeänderter Projektion bedürfe, um den schlüssigen Nachweis einer umschriebenen Wandveränderung erbringen zu können. Diese lokalen Ausbuchtungen sind nach ERDÉLYI, LOEPP und LORENZ sowie SOSMAN nur dann zu erwarten, wenn der Tumor oberflächlich gelegen ist, also Beziehung zur Kalotte hat. Auf Grund unserer Operationsbefunde kann dem hinzugefügt werden, daß es sich ganz überwiegend um Geschwülste mit einer zusätzlichen Cystenbildung handelte, bei denen es zu Kalottenwandveränderungen gekommen war. Da nun bei den im Jugendalter vorhandenen Tumorarten und insbesondere bei den Ependymomen die Neubildung sehr oft mit der Entwicklung einer Cyste vergesellschaftet ist, scheint hier neben der schon erwähnten Plastizität des Hirnschädels ein zweiter ebenso wichtiger Grund für die relativ häufige Entwicklung dieses lokalen Drucksymptoms gegeben zu sein.

In den meisten Fällen lagen außer den lokalen Wandveränderungen noch andere Druckzeichen und insbesondere Verkalkungen vor. Fehlten sie aber, so ergaben sich diagnostische Schwierigkeiten gegenüber Erkrankungen, die ganz ähnliche Befunde im Röntgenbild hervorrufen können. CHILDE und McRAE sahen derartige Wandverände-

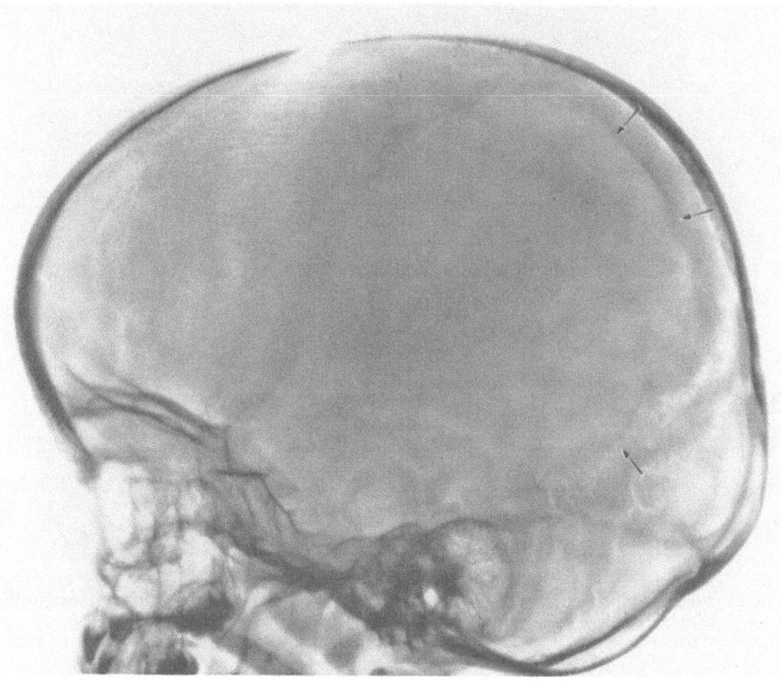

Abb. 70. Parietal gelegene Subarachnoidalcyste. Vermehrte Strahlendurchlässigkeit und teilweise Randsklerosierung im Cystenbereich (s. Pfeile), Verbreiterung der Schädelhauptnähte, Porose der Sattellehne

rungen auch bei alten abgekapselten subduralen Hämatomen, Hygromen, hirnatrophischen Prozessen und Subarachnoidalcysten sowie bei einem Fall von Recklinghausenscher Erkrankung. Nach unseren Erfahrungen waren es vor allem die im Subarachnoidalraum gelegenen Cysten (21 Fälle), die röntgenologisch mitunter nicht von einem cystischen Tumor unterschieden werden konnten, wenn die Cyste durch ihre Lage und Größe die liquorabführenden Wege verlegt und dadurch eine intrakranielle Drucksteigerung mit ihren Folgen ausgelöst hatte. So lag einmal außer dem lokalen Befund eine Verbreiterung aller Schädelhauptnähte und eine Porose des Dorsum vor (Abb. 70); in einem anderen Fall war es zu einer Exkavation des Sellalumens mit Veränderungen der Sattellehne und des Sellabodens sowie zu einer Verlagerung der Pinealis und zu Kalkeinlagerungen in der Cystenwand gekommen, so daß wegen dieser Befunde ein Tumor angenommen worden war.

Bei den übrigen 19 Fällen sah man 14mal auf den sagittalen Aufnahmen ausschließlich eine lokale Ausweitung der Kalotte (Abb. 71) und zweimal eine die ganze Schädelhälfte betreffende Asymmetrie, wobei die Cyste dann auf der stärker ausladenden Kalottenseite gelegen war (Abb. 72). Im seitlichen Bild war — wahrscheinlich durch das äußerst langsame Wachstum bedingt — einige Male eine sklerosierte Randzone zu sehen (Abb. 73), wie sie in dem Ausmaß bei Tumoren nicht beobachtet werden konnte.

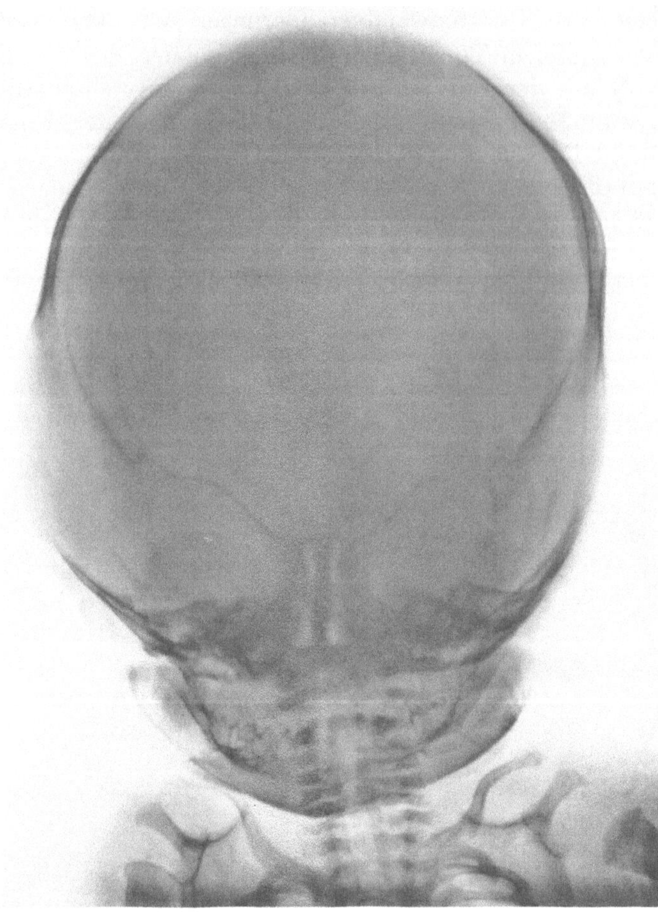

Abb. 71. 6 Wochen alter Säugling. Rechts temporal gelegene Cyste, die die Kalotte nach außen vorgewölbt hat

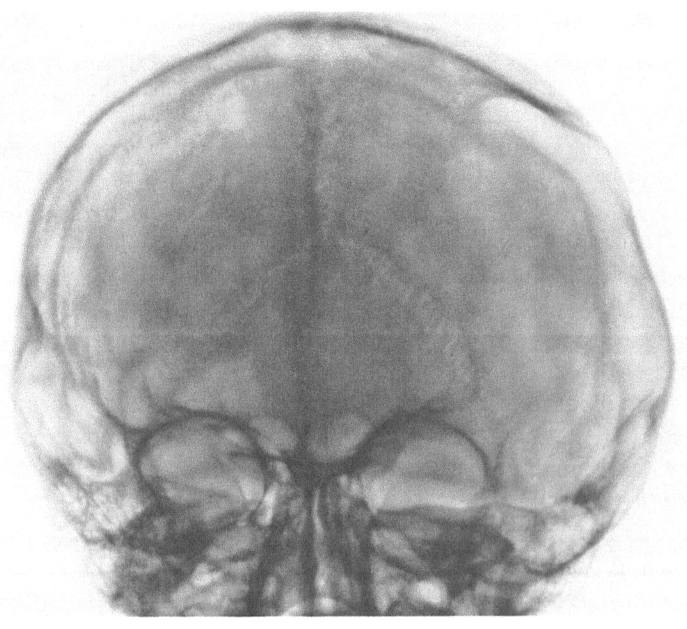

Abb. 72. Ausgedehnte linksseitige Subarachnoidalcyste mit dadurch entstandener Asymmetrie der beiden Kalottenhälften

Bei sechs anderen Jugendlichen sprachen der außer dem lokalen Befund erkennbare einseitige Pyramidenhochstand, die Schrägstellung der Crista Galli oder die unterschiedliche Pneumatisation der Stirnhöhlen für einen einseitigen frühkindlichen Hirnschaden mit durch Atrophie bedingter Cystenbildung, so daß hier die Abgrenzung eines andersartigen Krankheitsbildes gelang.

Geringere diagnostische Bedeutung als der lokalen Schädelwandveränderung im Großhirnbereich kam entsprechenden Befunden am infratentoriellen Abschnitt der Occipitalschuppe zu, da hier eine Verdünnung und Ausbuchtung nicht unbedingt pathologischen Charakter hat (Caffey, Hertz und Rosendal, Jupe, McRae und Elliott). Liegt jedoch zusätzlich noch eine Formänderung und Unschärfe der Kontur am Foramen occipitale

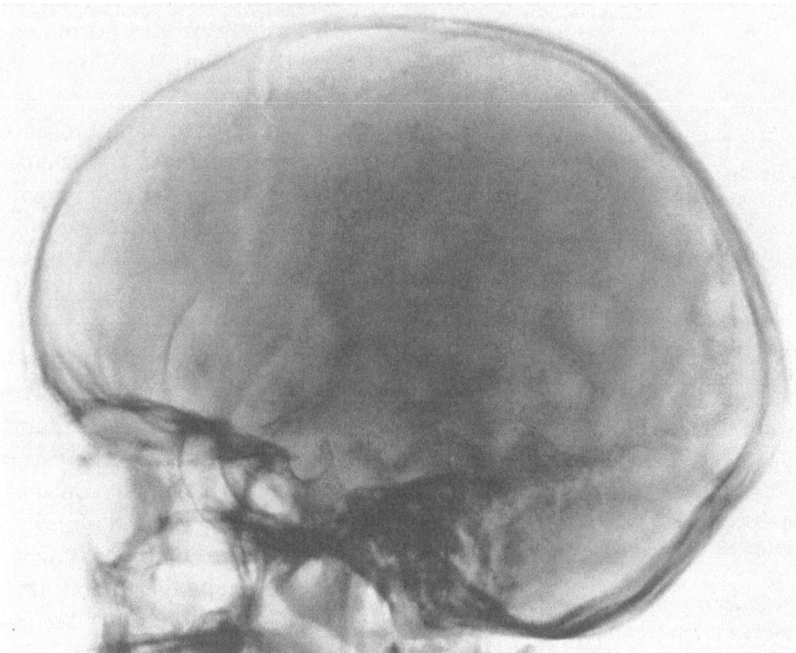

Abb. 73. Mandarinengroße Subarachnoidalcyste frontotemporal (s. Pfeile). Sklerosierter Rand der Kalotte, vermehrte Strahlendurchlässigkeit in dem innerhalb davon gelegenen Knochenbezirk. Keine Zeichen der intrakraniellen Drucksteigerung

magnum vor oder ist die Crista occipitalis interna durch osteoplastischen Umbau zur Gegenseite verlagert, so spricht dies, wie der Vergleich mit den Operationsergebnissen ergab, mit großer Wahrscheinlichkeit für einen cystischen Kleinhirnhemisphärentumor (Abb. 45).

9. Intrakranielle Drucksteigerung und Stauungspapille

Braune, Keith, Craig und Kernohan, Krüger, Schreiber sowie Tönnis und Loew haben mit Nachdruck darauf hingeweisen, daß es sehr verhängnisvoll sein kann, die Diagnose einer intrakraniellen Drucksteigerung von der Vollständigkeit des Syndroms: Kopfschmerzen, Erbrechen und Stauungspapille abhängig zu machen, da insbesondere die Stauungspapille bei durchschnittlich 20% aller Tumoren fehlt. Diese Feststellung traf auch für das hier untersuchte Krankengut der Kinder und jugendlichen Patienten zu. Die tuberkulösen Meningitiden ausgenommen, hatte sich nämlich bis zur stationären Untersuchung bei insgesamt 120 Fällen = 22%, darunter 90mal bei den Geschwülsten = 16,1% noch keine Stauungspapille entwickelt (s. Tabelle 12). Im einzelnen ergab sich für die Tumoren des Großhirns ein Durchschnittswert von 17,2%, für die Geschwülste der Mittellinie von 37,5%, für die Neubildungen im Bereich der hinteren Schädelgrube von 8,5% und für die Erkrankungen anderer Genese von 31,5%.

Es ist nun von Interesse zu erfahren, welche diagnostische Hilfe bei einer intrakraniellen Drucksteigerung ohne erkennbare Stauungspapille von dem Röntgenübersichtsbild zu erwarten war.

Bei den 18 Großhirntumoren konnten vierzehnmal pathologische Verkalkungen und lokale Kalottenwandveränderungen nachgewiesen werden. Außerdem lagen in fünf Fällen Veränderungen des Sellagebietes, zweimal eine Nahtverbreiterung, einmal pathologisch vermehrte Impressiones digitatae sowie dreimal eine die Norm überschreitende Größenzunahme des Schädels vor. Mehr als ein Drucksymptom bestand bei 13 Patienten. Ein normales Auswertungsergebnis lag bei nur vier Patienten = 22 % vor.

Tabelle 12. *Raumfordernde Prozesse ohne Stauungspapille*

2 Großhirnependymome	6,3 %
2 Astrocytome	28 %
3 Spongioblastome	21,5 %
3 Oligodendrogliome	23 %
1 Sarkom	10 %
3 Meningiome	43 %
1 Gangliocytom	25 %
3 Unklassifizierbare Großhirntumoren	33 %
17 Opticusgliome	85 %
20 Kraniopharyngiome	46,5 %
3 Tumoren des 3. Ventrikels	16 %
6 Tumoren der Brücke	37 %
6 Tumoren der Stammganglien	43 %
6 Medulloblastome des Kleinhirns	6,9 %
7 Spongioblastome des Kleinhirns	8,3 %
2 Ependymome	9,1 %
2 Unklassifizierbare Kleinhirntumoren	40 %
3 Brückenwinkeltumoren	33 %
13 Aquäduktstenosen	30 %
5 Magendi-Verschlüsse	33 %
5 Großhirnabscesse	25 %
7 Kraniostenosen	41 %

Unter den 52 Tumoren der Mittellinie zeigten zunächst die sechs Tumoren der Brücke ohne Stauungspapille auch im Röntgenbild regelrechte Verhältnisse; des weiteren waren bei einer Neubildung im Bereich des 3. Ventrikels, vier Geschwülsten der Stammganglien und einem Opticusgliom die Röntgenaufnahmen unauffällig, so daß der Prozentsatz röntgenologisch normaler Befunde 23 % betrug. In den übrigen Fällen standen die Ausweitung des Canalis opticus (16mal), die Sellaveränderungen und die bei den Kraniopharyngiomen vorhandenen Kalkeinlagerungen im Vordergrund. Eine Erweiterung des Sellalumens bzw. eine Porose des Dorsum war in 18 Fällen eingetreten, pathologische Verkalkungen zeigten sich bei 20 Patienten. Zu einer Nahtverbreiterung war es fünfmal, zu einer Verlagerung der Glandula pinealis und zur Vermehrung der fingerförmigen Eindrücke je viermal gekommen. Zwei und mehr Hinweise für das Vorliegen eines Tumors ergaben sich bei 20 Kranken.

Tabelle 13. *Tumoren ohne Stauungspapille mit allgemeinen Zeichen der intrakraniellen Drucksteigerung*

Tumorlokalisation	Alter (Jahre)	Anamnesenlänge	Nahtverbreiterung	Sellaveränderung	Schädelvergrößerung
3. Ventrikel	11		—	+	—
Stammganglien	17	$1^1/_2$ Jahre	—	+	—
Kraniopharyngiom	14	2 Jahre	—	+	—
	19	5 Jahre	—	+	—
Kleinhirntumoren	2	3 Monate	+	—	—
	2	4 Monate	+	—	—
	2	2 Monate	+	—	+
	$2^1/_2$	2 Monate	+	—	—
	3	1 Monat	+	—	—
	7	3 Monate	+	—	+
	8	2 Monate	+	—	—
	3	1 Jahr	+	—	—
	14	1 Jahr	+	—	+
	9	<1 Jahr	+	+	+
	18	<1 Jahr	—	+	—

Die 17 Kleinhirngeschwülste ohne Stauungspapille wiesen meist nur eine Nahtverbreiterung auf; bei älteren Jugendlichen sah man zweimal auch eine Porose des Dorsum oder des Sellabodens. Drei Brückenwinkeltumoren konnten durch ihre lokalen Veränderungen diagnostiziert werden. Das in sechs Fällen normale Röntgenbild entsprach einer negativen Quote von 30 %.

Ließ man die lokalen Veränderungen außer Betracht und berücksichtigte nur die allgemeinen Zeichen gesteigerten Innendruckes, so blieb eine kleine Gruppe von 15 Patienten

= 16,6 %, die bei fehlender Stauungspapille bereits röntgenologisch erkennbare Zeichen einer Nahtverbreiterung oder Sellaveränderung boten, die gelegentlich noch mit einer Größenzunahme des Schädels verbunden waren. Nach dem Sitz der Geschwulst geordnet handelte es sich um einen Tumor des 3. Ventrikels, eine Neubildung des Hirnstammbereiches, zwei Kraniopharyngiome und elf Kleinhirntumoren.

Die sellanahen Tumoren hatten ohne Ausnahme zu einem pathologischen Befund im Bereich der Sella turcica geführt. Das Alter dieser Patienten schwankte zwischen 11 und 19 Jahren und die klinische Symptomatik erstreckte sich über einen mehr als einjährigen und bis zu 5 Jahre langen Zeitraum.

Unter den elf Kleinhirngeschwülsten waren neunmal die Schädelhauptnähte erweitert, einmal die Coronarnaht und das Dorsum sellae und nur in einem Fall die Sattellehne allein betroffen. Sechs dieser Jugendlichen hatten noch nicht die 5-Jahres-Grenze erreicht, drei Kinder waren jünger als 10 Jahre, nur zwei Patienten 14 und 18 Jahre alt. Aus der jeweils zugehörigen Anamnesenlänge ergab sich für sieben Kinder eine Krankheitsdauer von nur wenigen Monaten, bei zwei Kindern von etwa 1 Jahr und nur bei zwei Jugendlichen von mehr als 1 Jahr. Die sellären Veränderungen fanden wir bei einem 9- und einem 18jährigen Patienten mit bereits über 1 Jahr bestehenden Krankheitssymptomen, während bei den Kleinkindern mit einer Nahtverbreiterung die auf einen raumfordernden Prozeß hinweisenden Erscheinungen erst kurze Zeit bestanden (Tabelle 13).

Diese Befunde zeigten, daß es sich bei den Patienten mit fehlender Stauungspapille, aber schon vorhandenen allgemeinen Zeichen einer intrakraniellen Drucksteigerung meist um Kinder im 1. Lebensjahrzehnt und sogar noch im ersten Jahrfünft handelte, bei denen durch die noch bestehende Möglichkeit der rasch einsetzenden Nahtverbreiterung und einer damit verbundenen Schädelvergrößerung ein Ausgleich angestrebt und anscheinend fürs erste auch erreicht wurde.

Die sellären pathologischen Veränderungen überwogen dagegen bei den Tumoren, die durch ihre enge Beziehung zum Türkensattel eine direkte umschriebene Druckwirkung auf die Sellaregion ausübten, aber noch zu keinem Hydrocephalus occlusus geführt hatten.

Insgesamt betrachtet, gelang es unter den 90 Tumoren ohne Stauungspapille 68mal bereits anhand des Röntgennativbildes den Nachweis eines raumfordernden Prozesses zu erbringen, so daß ein auch röntgenologisch negatives Ergebnis nur in 24,5 % der Fälle vorlag.

Bei den nicht tumorbedingten Aquäduktstenosen, den Magendi-Verschlüssen und den Kraniostenosen fehlte die Stauungspapille bei 25 Patienten, jedoch war der röntgenologische Befund der Übersichtsaufnahmen nur in einem Fall normal. Die Diagnose der intrakraniellen Drucksteigerung wurde hier durch das gleichzeitige Vorhandensein mehrerer allgemeiner Drucksymptome erleichtert, die in fast gleicher Häufigkeit, aber in unterschiedlicher Kombination und Stärke entwickelt waren.

10. Postoperative Rückbildung der Drucksymptome

Wenn im folgenden über den röntgenologischen Verlauf nach Beseitigung der die intrakranielle Drucksteigerung auslösenden Ursache berichtet wird, so gilt dies nicht für die lokalen, sondern für die allgemeinen Druckzeichen, also die Größe des Schädels, die Nahtverbreiterung, die Sellaveränderungen und die Impressiones digitatae.

Eine Verkleinerung der Kalotte ist nicht mehr möglich. Wenn jedoch postoperativ das Schädelwachstum fast oder ganz zum Stillstand gelangt, so kommt es nach einer Reihe von Jahren gelegentlich vor, daß die Schädelmeßwerte, die zur Zeit der Erkrankung im Pathologischen lagen, wieder in den normalen Streubereich fallen.

Die Rückbildung der Nahtverbreiterung ist von Encke, Friedmann, Seiferth, Tönnis und Kleinsasser u. a. beschrieben worden.

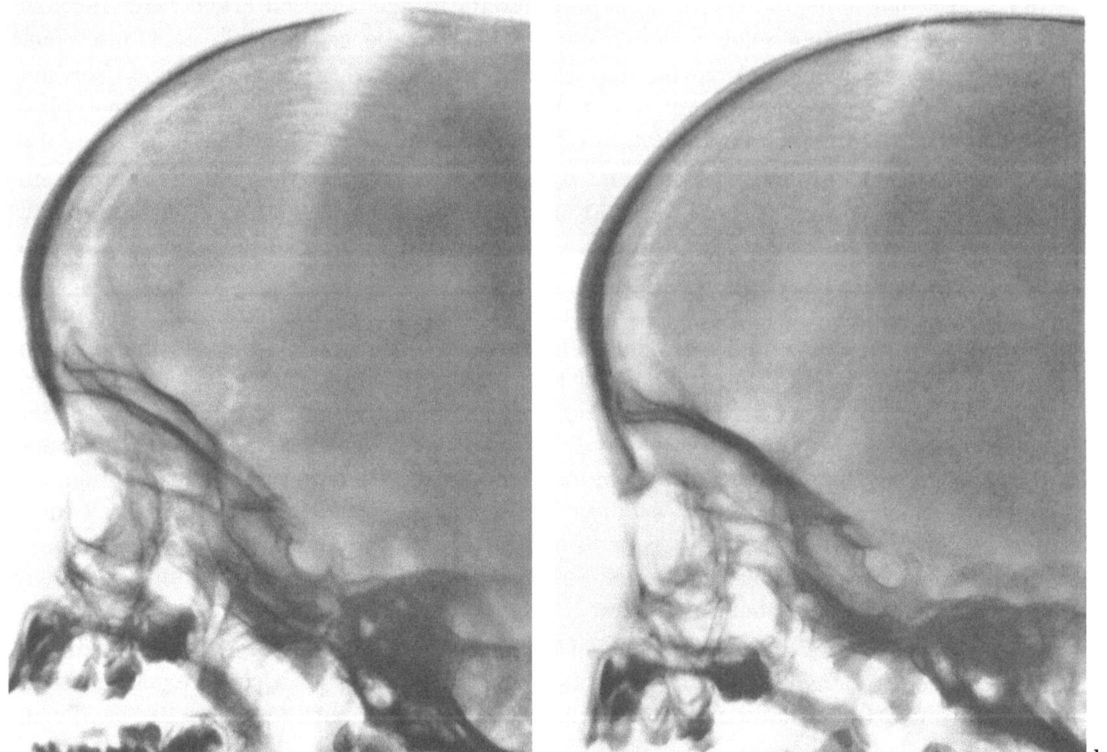

a b

Abb. 74a u. b. Rückbildung der Nahtverbreiterung an der Sutura coronalis. a Präoperative Aufnahme. b Kontrollbild 7 Monate nach der Operation

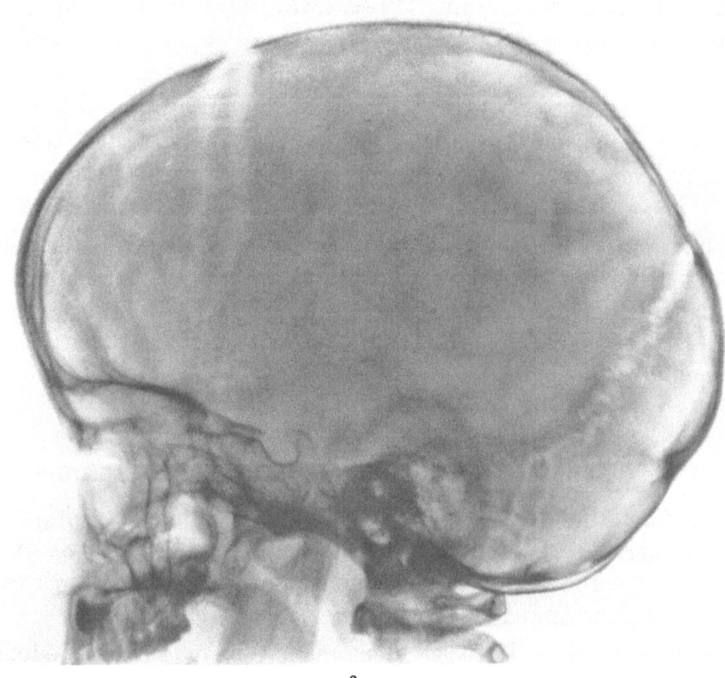

a

Abb. 75a—c. $2^1/_2$jähriges Kind. Kleinhirntumor. a Präoperative Aufnahme: Verbreiterung der Coronar- und Lambdanaht, Betonung der fingerförmigen Eindrücke. b Kontrollbild 10 Monate nach der Operation: Vollständige Rückbildung der allgemeinen Zeichen der intrakraniellen Drucksteigerung. c Kontrollbild 3 Jahre nach der Operation: Die erneute Verbreiterung der Coronar- und Lambdanaht, sowie die Zunahme der Impressiones digitatae sprechen für ein Rezidiv. Lageänderung der Silberclips

An der Sella turcica kann wieder eine ausreichende Mineralisation der Sattellehne und des Sellabodens auftreten, während das Sellalumen im allgemeinen die einmal erreichte Größe beibehält (ERDÉLYI, HOLM, JUPE).

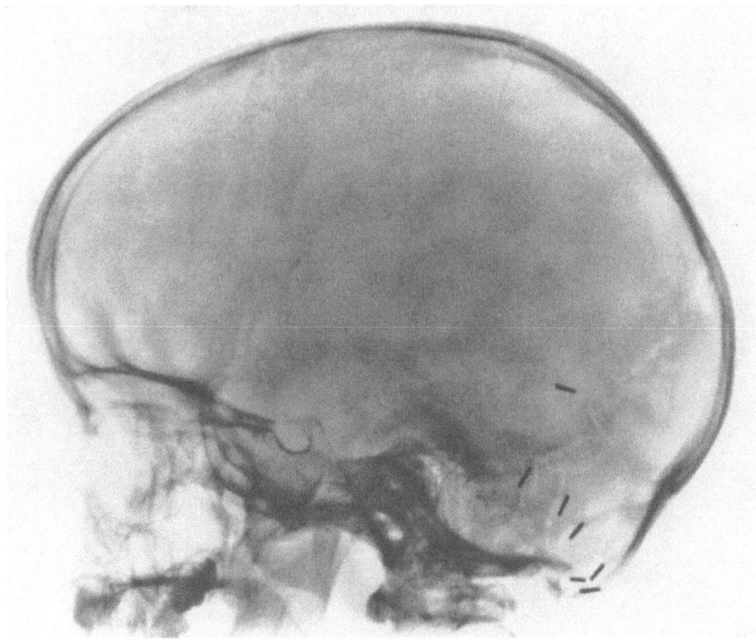

Abb. 75b

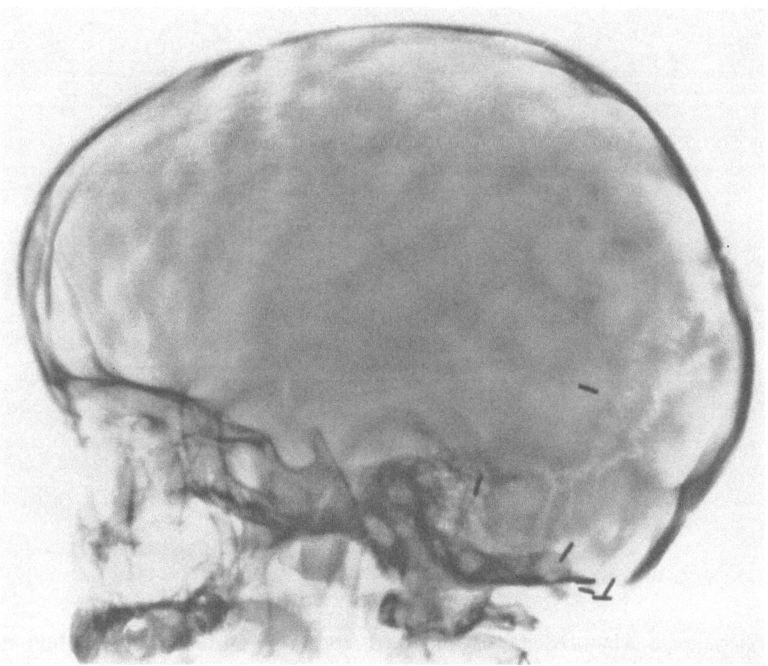

Abb. 75c

Die vertieften Impressiones digitatae bleiben nach den Angaben von SCHÜLLER auch nach der Beseitigung der intrakraniellen Drucksteigerung bestehen; in ähnlichem Sinn äußerten sich ERDÉLYI, ERDHEIM, HOEN und KAISER, LOEPP, OSTERTAG und SCHIFFER sowie PACIFICO. SEIFERTH, STENVERS u. a. sahen nicht selten eine Rückbildung der fingerförmigen Eindrücke und eine Nivellierung der Schädelinnenfläche, die sich allerdings über sehr lange Zeit hinziehen kann.

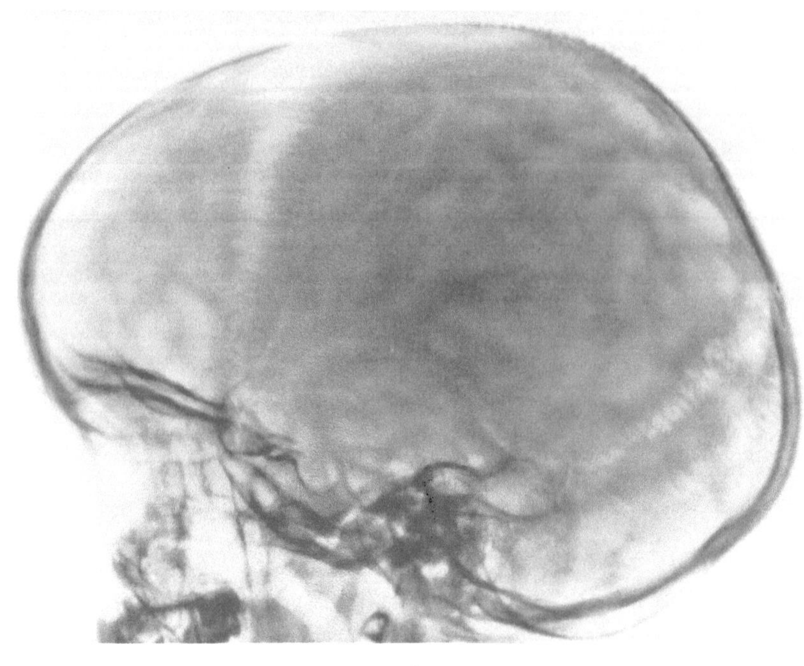

a

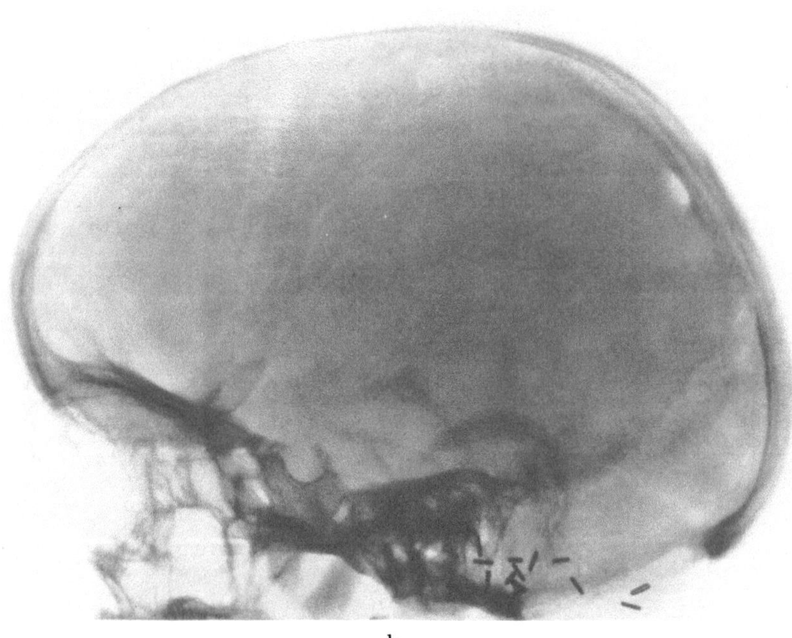

b

Abb. 76a u. b. Vierjähriges Kind. Kleinhirntumor. a Präoperative Aufnahme: Vertiefung der Impressiones digitatae, besonders parietooccipital. Verbreiterung der Schädelhauptnähte. b Kontrollbild $1^1/_2$ Jahre nach der Operation: Das Innenrelief des Schädels ist glatt, die Nähte sind geschlossen

Eigene, z. T. in kurzen Intervallen, teilweise aber auch über Jahre hinweg kontrollierte Verlaufsbeobachtungen liegen von 62 Patienten vor. Eine bestimmte Gesetzmäßigkeit über die Rückbildung der einzelnen Druckzeichen aufzustellen, war nicht möglich, da die Symptome präoperativ von Fall zu Fall unterschiedlich ausgeprägt waren und bei einer frühzeitig gestellten Diagnose mit noch geringen Veränderungen die Restitution schneller als bei einem bereits fortgeschrittenen Prozeß vor sich ging.

Im allgemeinen normalisierte sich das Nahtbild am raschesten. Nach 6—9 Monaten war die Verbreiterung des Nahtspaltes — kein Rezidiv vorausgesetzt — meistenteils nicht mehr nachweisbar (Abb. 74a u. b). Vereinzelt hatte sich eine zum Zeitpunkt der stationären Aufnahme eben beginnende Nahtverbreiterung auch nach 2—3 Monaten schon zurückgebildet. Ist der Nahtspalt nach Ablauf eines Jahres noch zu breit, so darf die Wiederherstellung normaler Druck- und Zirkulationsverhältnisse im Schädelinneren als fraglich gelten.

Wie aus den einzelnen Beobachtungen hervorging, kam es im Bereich der wieder aneinanderliegenden Nahtränder zu keiner überschießenden Knochenneubildung mit vermehrter Randsklerose und auch zu keinem vorzeitigen Nahtschluß. Hierfür sprach die

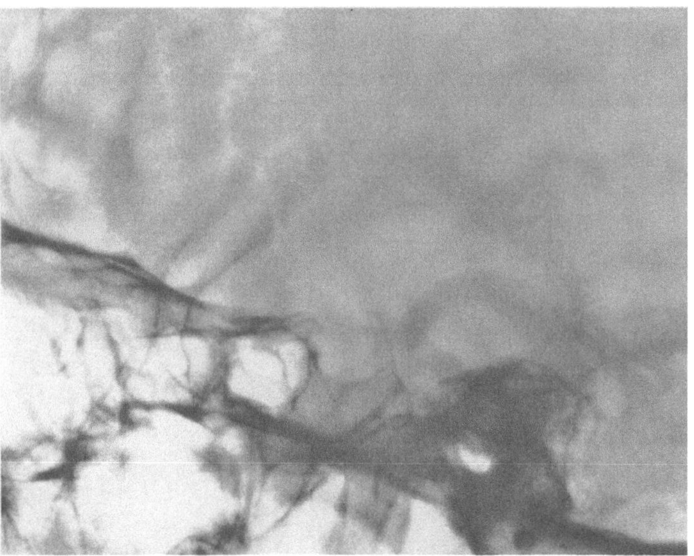

a

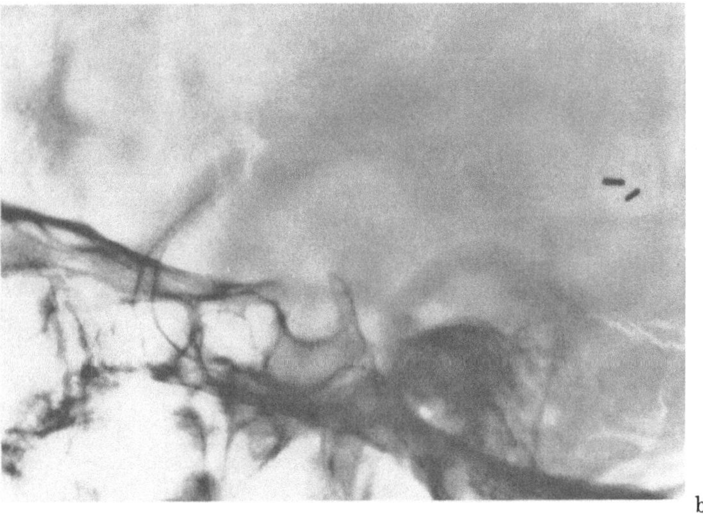

b

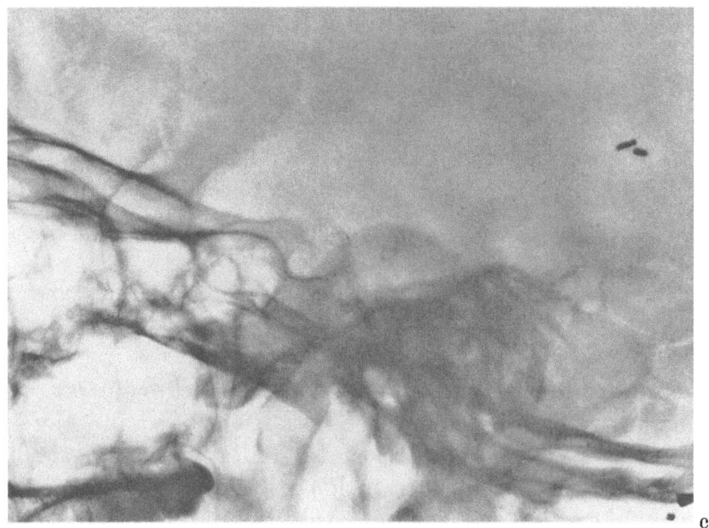

c

Abb. 77a—c. Zwölfjähriger Junge. Kleinhirntumor. a Präoperative Aufnahme: Sekundäre „akut“ entstandene Sellaveränderung; unscharfe Begrenzung des Sellabodens, Porose der Sattellehne. Sellagröße: Winkel $\alpha = 5^0$, Winkel $\beta = 7{,}5^0$. b Kontrollaufnahme 2 Monate nach der Operation: Die Kontur des Sellabodens ist bereits schärfer begrenzt. Sellameßwerte unverändert. c Kontrollbild 1 Jahr nach der Operation: Das Sellaprofil ist wieder normal. Die Meßwerte betragen jetzt Winkel $\alpha = 4^0$ und Winkel $\beta = 6^0$

bei einem Tumorrecidiv mehrmals erneut aufgetretene Verbreiterung des Nahtspaltes (Abb. 75a—c).

Die Normalisierung des Schädelinnenreliefs beanspruchte längere Zeit. Zwar sank auch hier der präoperativ errechnete Quotient langsam ab; ehe jedoch eine einwandfrei erkenn-

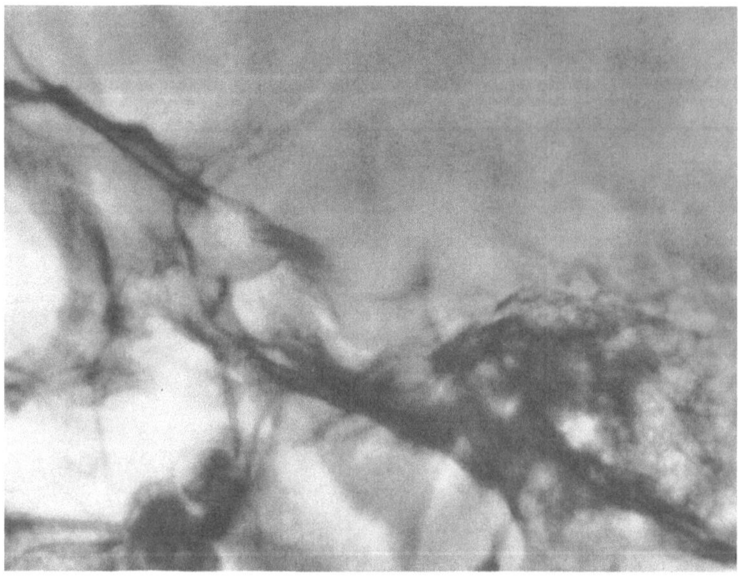

a

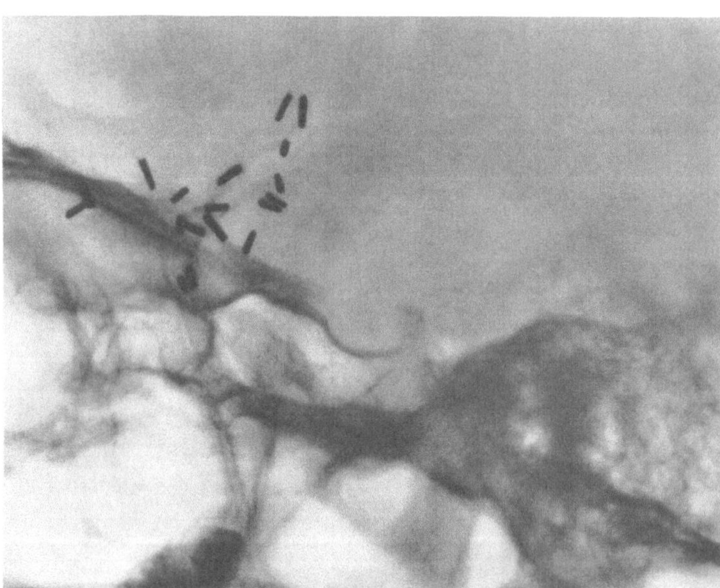

b

Abb. 78a u. b. Zwölfjähriges Mädchen. a Präoperative Aufnahme: Sekundäre, als „akut" aufzufassende Sellaveränderung. b Kontrollaufnahme $1^1/_2$ Jahre nach der Operation: fast normales Sellaprofil

bare Verminderung der Impressiones digitatae eintrat, war im allgemeinen ein Zeitraum von gut einem Jahr vergangen. Als Richtlinie kann hier angegeben werden, daß bei postoperativ wieder normalen Druckverhältnissen nach etwa $1^1/_2$ Jahren keine Vertiefung der fingerförmigen Eindrücke mehr bestand, dieses Stadium gelegentlich aber auch schon nach 9 Monaten erreicht war (Abb. 76a und b).

Am unterschiedlichsten verhielten sich die Druckveränderungen an der Sella turcica, je nachdem, ob das als „akut" oder „chronisch" besprochene Stadium vorlag. Zum Teil kam es daher schon innerhalb weniger Monate, teilweise aber auch erst nach mehr als Jahresfrist zu einer erkennbaren Änderung.

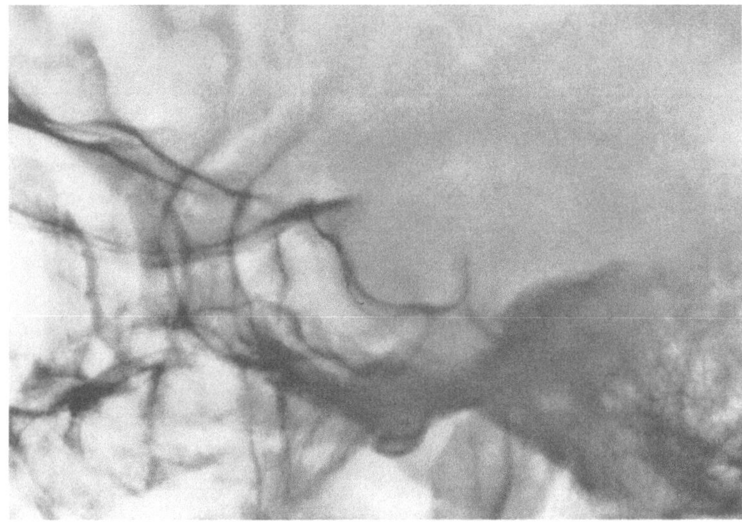

a

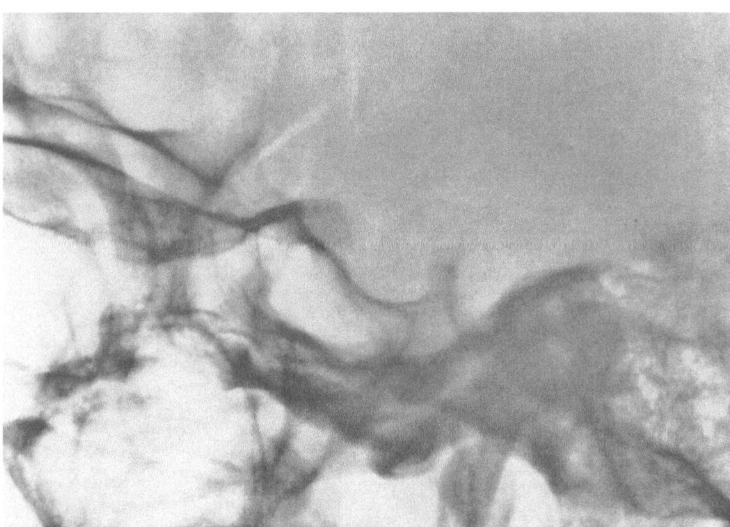

b

Abb. 79a u. b. 17jährige Patientin mit als „chronisch" anzusprechender sekundärer Sellaveränderung. a Exkavation des Sellalumens; gute Abgrenzung des Sellabodens und der schmalen, aufgerichteten Sattellehne von der Umgebung. b Kontrollaufnahme 4 Jahre nach der Operation: Sellameßwerte fast wieder normal. Die Sattellehne ist weitgehend aufgebaut worden

War es nur zu einer Entkalkung des Sellabodens und des Dorsum sellae gekommen, so entstand nach der operativen Entfernung des Tumors durch die wieder einsetzende Recalcifikation mitunter verhältnismäßig rasch eine Normalisierung des gesamten Sellaprofils; auch eine durch die Porose entstandene Erweiterung des Sellalumens bildete sich dann manchmal schnell zurück, so daß zwischen prä- und postoperativen Aufnahmen unterschiedliche Sellameßwerte registriert werde konnten (Abb. 77a—c, 78a und b).

Wenn hingegen — dem chronischen Stadium entsprechend — bereits ein vollständiger Knochenab- und -umbau im Bereich der Sellaregion erfolgt war, so wurde eine Wiederherstellung der ursprünglichen Verhältnisse nur noch teilweise oder gar nicht mehr erreicht. Im allgemeinen glätteten sich zwar im Laufe der Zeit die Konturen und die Randpartien lagerten mehr Kalk ein, jedoch zog sich dieser Prozeß über einen sehr langen, Jahre beanspruchenden Zeitraum hin (Abb. 79a und b).

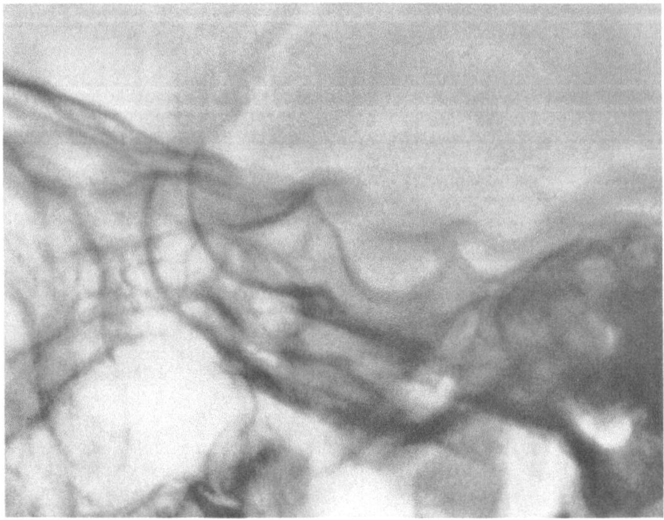

a

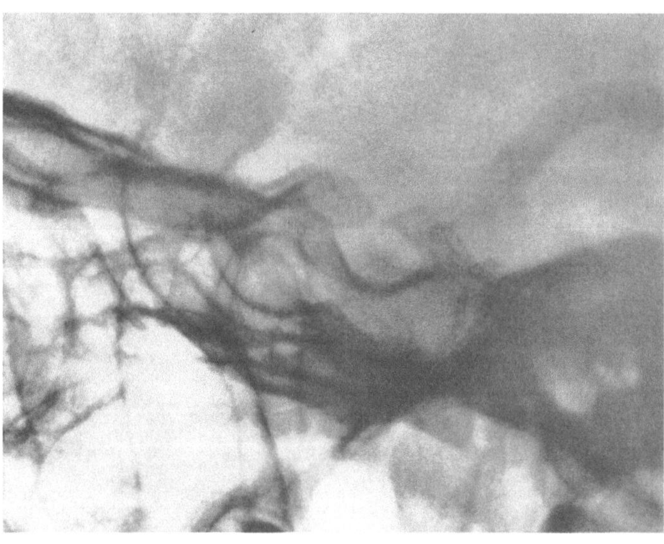

b

Abb. 80a u. b. Neunjähriger Junge. a Präoperative Aufnahme: „Chronisches“ Stadium der sekundären Sellaveränderung. b $3^1/_2$ Jahre nach der Operation ist kein pathologischer Befund erkennbar

Eine Normalisierung des ganzen Sellaprofils ist eine Ausnahme und konnte nur einmal beobachtet werden (Abb. 80).

Setzte infolge eines Tumorrezidivs ein erneuter intrakranieller Druckanstieg ein, so vermochte der Schädel auch dann wieder mit der Ausbildung von Drucksymptomen zu reagieren. Hierbei entwickelten sich z. T. die gleichen Veränderungen; es kam aber auch vor, daß bei dem ersten Tumorwachstum eine Nahtverbreiterung, im Laufe der erneut einsetzenden Geschwulstvergrößerung jedoch ein pathologischer Sellabefund entstanden war.

Wenn die röntgenologische postoperative Verlaufsbeobachtung auch erst sehr viel später als die Klinik eine Besserung und Rückbildung der intrakraniellen Drucksteigerung anzeigt, so ist aus dem Vergleich mit den präoperativen Aufnahmen und im weiteren Verlauf auch bei der Fragestellung nach einem Rezidiv bei sorgfältiger Abwägung der einzelnen Symptome und Befunde ein guter und die übrigen Untersuchungen ergänzender Einblick in den gesamten Krankheitsablauf zu erhalten.

Zusammenfassung

Ziel der Untersuchung war es, den Wert der nicht an Kontrastmittel gebundenen Röntgenuntersuchung im Kindes- und Jugendalter aufzuzeigen, die diagnostischen Möglichkeiten darzustellen und die einzelnen Symptome in ihrer Abhängigkeit von der Art der Erkrankung, der Dauer der Anamnese und ihrer Beziehung zum Lebensalter zu besprechen.

Den Ergebnissen liegt die Auswertung der Röntgenaufnahmen und Krankengeschichten von 626 Patienten mit intrakranieller Drucksteigerung zugrunde.

1. Unter den mannigfachen Gesichtspunkten und Überlegungen galt es, zunächst die wesentliche und entscheidende Frage zu beantworten, in welchem Umfang es gelang, mit Bestimmtheit den Nachweis einer intrakraniellen Drucksteigerung zu erbringen. Berücksichtigte man das gesamte, aus den Tumoren und nicht tumorbedingten Erkrankungen sich zusammensetzende Krankengut, so war dies in 83,3% der Fälle möglich.

Für die Geschwülste ließ sich ein Prozentsatz von 84,9% errechnen; im einzelnen lag bei den Großhirntumoren in 86,7%, bei den Geschwülsten der Mittellinie in 84,1% und bei den Neubildungen im infratentoriellen Bereich in 84,0% ein positives Ergebnis vor. Bei den auf einer Anomalie, einer Entwicklungsstörung oder Entzündung beruhenden Erkrankungen boten 79,5% aller Fälle Zeichen eines raumfordernd wirkenden krankhaften Geschehens.

2. Eine Lagebestimmung der Geschwülste ergab sich auf Grund von Verkalkungen und Veränderungen der Kalottenwand bei 51 Großhirntumoren = 48,5%, 42 Tumoren des Chiasma- und Hirnstammbereiches = 30,5% und 9 Kleinhirntumoren = 4,2%; da ferner durch die Erweiterung des Canalis opticus bei 19 Opticusgliomen und des Porus bzw. Meatus acusticus internus bei sechs Brückenwinkeltumoren zur Artdiagnose Stellung genommen werden konnte, war die Lokalisation der Tumoren insgesamt bei 127 von 457 Patienten, das sind 28%, gegeben.

3. Kalkeinlagerungen innerhalb der Tumoren treten im Jugendalter anscheinend häufiger auf als bei erwachsenen Patienten; sie waren in ihrem Aussehen aber sehr uncharakteristisch und wenig artspezifisch. Aus der Anordnung der einzelnen Kalkschatten auf die Histologie eines Tumors zu schließen, führte daher nur selten zu einer richtigen Diagnose, da das Ausmaß und die Größe der einzelnen Kalkinkrustationen bei Neubildungen gleicher Genese unterschiedlich ausgeprägt sein können. Eine Ausnahme bildeten die Kraniopharyngiome, bei denen sich die Artbestimmung auf Grund der Lage der Verkalkungen und durch die Kenntnis des Alters der Patienten in den meisten Fällen ergab.

4. Die Verdünnung und Ausbuchtung der Kalotte war an die zum Zeitpunkt der Tumorentstehung noch vorhandene Verformbarkeit des Schädels gebunden; sie ist im Alter von etwa 12 Jahren beendet. Danach beobachtete Kalottenwandveränderungen sprechen mit großer Wahrscheinlichkeit für eine schon über mehrere Jahre sich hinziehende Entwicklung des raumfordernden Prozesses.

Lokale Befunde dieser Art am Hirnschädel fanden sich fast ausnahmslos bei oberflächennahen und zumeist cystischen Tumoren; da die im Jugendalter vorkommenden Geschwülste zu einem nicht geringen Teil cystisch entartet waren, erklärte sich hieraus die relative Häufigkeit des Symptoms. Gleichartige Befunde an der Kalotte können aber auch bei nicht tumorbedingten Subarachnoidalcysten, subduralen Hämatomen, Hygromen und anderweitigen Erkrankungen entstehen und vereinzelt mit allgemeinen Drucksymptomen kombiniert sein.

5. Eine Vergrößerung des Schädels zeigte an, daß durch vermehrtes Wachstum ein Ausgleich für den zu klein gewordenen Schädelinnenraum angestrebt worden war. Unseren Ausmessungen zufolge war die Anzahl der Patienten mit einer pathologischen Umfangszunahme des Kopfes im 1. und 2. Dezennium annähernd gleich groß, jedoch überwog das Ausmaß der Vergrößerung im 1. Lebensjahrzehnt wegen der noch verstärkt vorhandenen Reaktionsfähigkeit des Nahtbindegewebes. In seiner Wertigkeit handelte es sich bei der die Norm übersteigenden Größenzunahme des Schädels überwiegend um ein Spätsymptom.

6. In Ergänzung zu den Strecken- und Winkelmessungen vorgenommene planimetrische Untersuchungen anhand der seitlichen Schädelübersichtsaufnahmen zur Beurteilung der Schädelgröße und insbesondere der infratentoriellen Fläche sprachen dafür, daß das Wachstum des Schädels bei einer intrakraniellen Drucksteigerung in allen Abschnitten gleichmäßig erfolgt; insbesondere konnte bei den infratentoriellen raumfordernden Prozessen keine als überzeugend anzusehende isolierte Ausweitung der hinteren Schädelgrube nachgewiesen werden. Die Auswertung innerhalb der einzelnen Altersstufen ließ eine vom Sitz der Erkrankung unabhängige stetige Größenzunahme der infratentoriellen Fläche bis zum 10. Lebensjahr erkennen; nach diesem Zeitpunkt änderten sich die Maße bis zum Abschluß des Wachstums nur noch wenig.

7. Die Möglichkeit einer Verbreiterung der Schädelnähte war an den jeweiligen Funktionszustand des Nahtbindegewebes gebunden. Da die Regenerationsfähigkeit der Nahtsubstanz mit zunehmendem Alter abnimmt, kam der Nahtverbreiterung als Drucksymptom im 1. Jahrzehnt und besonders innerhalb der ersten 5 Lebensjahre die größte Bedeutung zu. In der 1. Dekade wies die Verbreiterung des Nahtspaltes mehr auf eine akute intrakranielle Drucksteigerung hin, während sie in der 2. Dekade im allgemeinen Ausdruck einer schon längere Zeit bestehenden cerebralen Erkrankung war. Die Ausbildung lang ausgezogener Nahtzacken, die öfter mit der Krankheitsdauer in Verbindung gebracht wird, zeigte ebenfalls eine weitgehende Altersabhängigkeit; sie war vorwiegend bei Kindern des 1. Lebensjahrzehntes, dagegen nur noch selten im 2. Dezennium anzutreffen.

Aus dem Ausmaß der Nahtverbreiterung und den dabei jeweils betroffenen Nähten konnte nicht auf die Zeitdauer der bereits bestehenden intrakraniellen Drucksteigerung und die Lokalisation des Tumors geschlossen werden.

Eine im Röntgenbild erkennbare Verbreiterung des Nahtspaltes ist kein ausschließliches Symptom der intrakraniellen Drucksteigerung, sondern kann auch bei Sympathicoblastomen, leukämischen Infiltrationen des Nahtbindegewebes, hormonellen Störungen und erbgebundenen Entwicklungsschäden auftreten.

8. Pathologische selläre Befunde entwickelten sich überwiegend bei den Patienten des 2. Lebensjahrzehnts. Aus der Art und dem Ausmaß der Veränderungen ließ sich über die Lokalisation des raumfordernden Prozesses eine nur sehr beschränkte und bei weitem nicht immer zuverlässige Aussage treffen. Dies dürfte vor allem mit den verschiedenen Ursachen zusammenhängen, die bei ein und derselben Erkrankung das Sellabild zu beeinflussen vermögen. Bei den Großhirntumoren kam es häufiger zu einer allgemeinen Porose der Sattellehne, während sich bei den infratentoriellen Tumoren die Drucksteigerung zunächst mehr auf die Dorsumspitze auswirkte. Suprasellär gelegene Tumoren führten besonders oft zu einem weitgehenden Abbau des Dorsum sellae. Ausgedehnte oder schon weit fortgeschrittene selläre Veränderungen im Kindesalter sollten die Aufmerksamkeit auf einen sellanahen raumfordernden Prozeß lenken.

Als ein weiteres Ergebnis bei der Auswertung der sellären Befunde darf die in vielen Fällen annähernd mögliche Bestimmung der Dauer der intrakraniellen Druckeinwirkung angesehen werden. Bestand sie erst einige Wochen bis Monate, so hatte sich neben der Porose des Dorsum vor allem eine unscharfe Kontur des Sellabodens und eine

Demineralisation der angrenzenden Abschnitte entwickelt; die Exkavation des Sellalumens erreichte nur geringe bis mäßige Grade.

Bei einem schon fortgeschrittenen und sich bereits über längere Zeit hinziehenden Prozeß stand dagegen der osteoplastische Umbau im Vordergrund; die Konturen des Sellaprofils und insbesondere des Sellabodens hoben sich relativ gut ab. Die Ausweitung des Türkensattels war im allgemeinen weiter fortgeschritten.

9. Den Impressiones digitatae kam im Rahmen der intrakraniellen Drucksteigerung eine nur begrenzte Bedeutung zu, da sie bis zum 15. Lebensjahr physiologisch sind und bis zu einer Vertiefung oder Vermehrung mehrere Monate vergingen, sich bis zu diesem Zeitpunkt im allgemeinen aber auch andere, verläßlichere Druckzeichen entwickelt hatten.

Die Vertiefung der fingerförmigen Eindrücke war an eine allgemeine intrakranielle Drucksteigerung gebunden und überwiegend bei einem gleichzeitig vorhandenen Hydrocephalus occlusus zu finden. Eine im Sagittalbild erkennbare Seitenbetonung der Impressiones digitatae darf nicht als Lokalisationshinweis gewertet werden.

10. Als diagnostisch wertvoll erwiesen sich die Übersichtsaufnahmen des Schädels bei den Tumoren ohne Stauungspapille, weil bei einem Fehlen dieses wichtigen und beweisenden klinischen Symptoms röntgenologisch in 75,5% der Fälle das Vorliegen einer intrakraniellen Drucksteigerung bereits bestätigt werden konnte.

11. Aus dem Vergleich prä- und postoperativer Aufnahmen ließen sich sehr überzeugende Anhaltspunkte für die Rückbildung und Normalisierung der intrakraniellen Druckverhältnisse, aber auch für den Nachweis eines Rezidivs und eines neuerlichen Druckanstiegs finden. Die Nahtverbreiterung bildete sich im allgemeinen am raschesten zurück. An der Sella turcica machte sich wieder die Zeit bemerkbar, die der Türkensattel dem erhöhten Innendruck bereits ausgesetzt war; bei einem nur kurzen Intervall konnte im Verlauf von Monaten bis zu einem Jahr öfter eine weitgehende Konsolidierung und sogar eine völlige Restitution beobachtet werden, während bei einem schon fortgeschrittenen sellären Prozeß der Wiederaufbau, wenn überhaupt, nur sehr zögernd und in beschränktem Maße vonstatten ging.

Erneutes Geschwulstwachstum führte zu auch röntgenologisch sichtbaren Druckzeichen, deren Art bei der Erst- und Wiedererkrankung unterschiedlich sein konnte.

12. Eine Trennung tumor- und nicht tumorbedingter Erkrankungen mit Hilfe des Röntgenübersichtsbildes war nur beschränkt möglich.

Bei den nicht durch eine Geschwulst ausgelösten Aquäduktstenosen ergab sich durch den Nachweis einer Schädelvergrößerung, die mit einer Vertiefung der Impressiones digitatae, einer Nahtverbreiterung und sellären Veränderungen verbunden war, vielfach die richtige Diagnose.

Auch die Kraniostenosen boten auf Grund der Schädelkonfiguration und des Nahtbildes diagnostisch keine Schwierigkeiten; eine Trennung der Fälle mit und ohne Stauungspapille allein nach dem Röntgenbild gelang jedoch nicht.

Bei den Magendi-Verschlüssen, den tuberkulösen Meningitiden und den Abscessen fehlten krankheitsspezifische Kriterien, da — von den wenigen meningialen Verkalkungen im Anschluß an die tuberkulöse Meningitis abgesehen — nur allgemeine Zeichen erhöhten intrakraniellen Druckes vorhanden waren.

In einzelnen Fällen kam es auch bei einer unspezifischen Meningitis und Encephalitis zur Ausbildung von Symptomen, die auf einen vermehrten intrakraniellen Druck hinwiesen.

13. Da durch die Auswertung dieses Krankengutes eine gewisse Übersicht gewonnen wurde, in welcher Zeit mit der Entwicklung von Drucksymptomen gerechnet werden darf und wie deren weitere Ausbildung vor sich geht, konnte bei subjektiv gefärbter oder aus anderer Ursache bedingter fehlerhafter Darstellung des Krankheitsgeschehens aus dem Röntgenbild in Verbindung mit der Klinik der ungefähre Krankheitsbeginn vielfach festgelegt und die Anamnese ergänzt oder korrigiert werden.

Literatur

ACKEN, F. VAN: Die Sutura frontalis im Röntgenbild. Fortschr. Röntgenstr. **48**, 209 (1933).

AICHEL, O.: Zur Frage der Entstehung abnormer Schädelformen. Verh. der Ges. für physische Anthropologie, Bd. I 1926, Sonderheft des 3. Jahrg. des Anthrop. Anz.

BAENSCH, W.: Über die indirekte Symptomatologie endocranieller Geschwülste. Fortschr. Röntgenstr. **43**, 521 (1931).

BAILEY, P.: Die Hirngeschwülste, 2. Aufl. Stuttgart: Ferdinand Enke 1951.

— A. R. BUCHANAN and P. C. BUCY: Intracranial tumors of infancy and childhood. Chicago: University Chicago Press 1939.

—, and H. CUSHING: Classification of the tumors of the glioma group on a histogenetic basis with a correlated study of prognosis. Philadelphia: J. B. Lippincott Company 1926.

BECKETT, R. S., M. G. NETZKY and H. M. ZIMMERMAN: Developmental stenosis of the aqueduct of Sylvius. Amer. J. Path. **26**, 755 (1950).

BEHR, F.: Über einen Fall von Dysostosis cleidocranialis. Arch. orthop. Unfall-Chir. **31**, 246 (1932).

BELLINI, M. A., and J. NOVES: The skull in childhood myxedema: its Roentgen appearance. Amer. J. Roentgenol. **76**, 495 (1956).

BENDA, C. E.: The Dandy-Walker syndrome or the socalled atresia of the foramen Magendi. J. Neuropath. exp. Neurol. **13**, 14 (1954).

BENNHOLDT-THOMSEN, C.: Entwicklungswandlung. Studium gen. **4**, 288 (1951).

BERGERHOFF, W.: Messungen von Winkeln und Strecken an Röntgenbildern des Schädels. Fortschr. Röntgenstr. **77**, 62 (1952).

— Wachstum und Bauplan des Schädels im Röntgenbild. Fortschr. Röntgenstr. **79**, 745 (1953).

— Beurteilung von Form und Größe des Hirnschädels im Röntgenbild auf mathematisch-statistischer Grundlage. Homo (Stuttgart) **5**, 42 (1954).

— Die sella turcica im Röntgenbild. Beitr. Neurochir. H. **2** (1960).

—, u. W. HÖBLER: Messungen von Winkeln und Strecken am Röntgenbild des Schädels von Kindern und Jugendlichen. Fortschr. Röntgenstr. **78**, 190 (1953).

—, u. A. MARTIN: Messungen von Winkeln und Strecken am Röntgenbild des Schädels von Säuglingen und Kleinkindern. Fortschr. Röntgenstr. **80**, 742 (1954).

BERNSTEIN, S. A.: Über den normalen histologischen Aufbau des Schädeldaches. Z. Anat. Entwickl.-Gesch. **101**, 652 (1933).

BERTOLOTTI, M.: Le alteratione della sella turcica da tumori o da idrope del terzo ventriculo. Clin. Med. **26**, 1 (1935).

— La diagnosi radiologica delle alterazioni della sella turcica. Rass. Clin. **13**, 3 (1947).

BÖNING, H.: Zur Kenntnis des Spielraumes zwischen Gehirn und Schädel. Z. ges. Neurol. Psychiat. **94**, 72 (1925).

BOLDREY, E.: The pathology of brain tumors and its relationship to roentgenologic diagnosis. Radiology **41**, 107 (1943).

BOLK, L.: Über prämature Obliteration der Nähte am Menschenschädel. Z. Morph. Anthrop. **21**, 1 (1919).

BORCK, W. F., u. W. TÖNNIS: Zur Differentialdiagnose infratentorieller Geschwülste. Fortschr. Neurol. Psychiat. **23**, 125 (1955).

BRAUNE, B.: Hirntumoren beim Säugling. Arch. Kinderheilk. **112**, 193 (1937).

BRILMAYER, H., u. F. MARGUTH: Die Kraniopharyngiome. Klinik und Differentialdiagnose. Dtsch. Z. Nervenheilk. **176**, 427 (1957).

BULL, J. W. D.: The radiological diagnosis of intracranial tumors in children. J. Fac. Radiol. (Lond.) **4**, 149 (1953).

BUSTAMANTE, E., y M. A. ALTAMIRA: Modificaciones de la altura del inion en tumores de la fossa posterior en ninos. Acta neurochir. (Wien) **4**, 183 (1955).

CAFFARATI, E., e I. LANZA: Considerazioni sul reporto clinico e sul quadro roentgencraniografico nei postumi della meningite tubercolare dell'infancia. Minerva pediat. **8**, 1423 (1956). Ref. Zbl. Kinderheilk. **62**, 76 (1957).

CAFFEY, C.: Pediatric X-ray diagnosis. Chicago: Year Book Publishers 1957.

CAMP, J. D.: The sella turcica. The significance of changes in its roentgenographic appearance. J. Amer. med. Ass. **86**, 164 (1926).

— Intracranial calcification and its roentgenologic significance. Amer. J. Roentgenol. **23**, 615 (1930).

— Roentgenological observations concerning erosions of the sella turcica. Radiology **53**, 666 (1949).

CARSTENS, M.: Die Selladiagnostik. Fortschr. Röntgenstr. **71**, 257 (1949).

CHILDE, A. E.: Localized thinning and enlargement of the cranium. Amer. J. Roentgenol. **70**, 1 (1953).

COLEMAN, C. C., and C. E. TROLAND: Congenital atresia of the formina of Luschka and Magendi. J. Neurosurg. **5**, 84 (1948).

CRINIS, M. DE., u. W. RÜSKEN: Bestimmung und diagnostische Verwertung der Lageveränderungen des Epiphysen-(Zirbeldrüsen-)Schattens im seitlichen Röntgenbild. Fortschr. Röntgenstr. **59**, 401 (1939).

CUSHING, H.: The intracranial tumors of praedolescence. Amer. J. Dis. Child. **33**, 551 (1927).

Dahlhaus, K. H.: Über Turmschädel. Diss. München 1939.

Dandy, W. E.: Diagnosis and treatment of hydrocephalus to occlusions of the foramina of Luschka and Magendi. Surg. Gynec. Obstet. **32**, 112 (1921).

Davenport, C. B., and O. Renfroe: Adolescent developement of the sella turcica and the frontal sinus based on consecutive roentgenogramms. Amer. J. Roentgenol. **44**, 665 (1940).

Davida, E.: Untersuchungen über die Obliteration der Schädelnähte und Synchondrosen. Z. Anat. Entwickl.-Gesch. **81**, 465 (1926).

Davidoff, L. M.: Convolutional digitations, seen in the roentgenograms of immature human skulls. Bull. neurol. Inst. N.Y. **5**, 61 (1936).

—, and H. Gass: Convolutional markings in the skull roentgenograms of patients with headache. Amer. J. Roentgenol. **61**, 317 (1949).

Decker, K.: Klinische Neuroradiologie. Stuttgart: Georg Thieme 1960.

Dibbern, H.: Ein Beitrag zur Röntgendiagnostik der Tumoren des Gehirns und seiner Hüllen unter besonderer Berücksichtigung der Wertigkeit der einzelnen Symptome im unkomplizierten Röntgenogramm. Fortschr. Röntgenstr. **52**, 425 (1935).

Dietrich, H.: Neuro-Röntgendiagnostik des Schädels, 2. Aufl. Jena: Gustav Fischer 1959.

Doerr, W.: Über die geburtstraumatische Nahtsynostose des kindlichen Schädeldaches. Z. Kinderheilk. **67**, 96 (1949).

Drey, L.: Roentgenographic study of the growth of the skull. Ann. Paediat. (Basel) **188**, 182 (1957).

Du Boulay, G.: The significance of digital impressions in children's skulls. Acta radiol. (Stockh.) **46**, 112 (1956).

— The radiological evidence of raised intracranial pressure in children. Brit. J. Radiol. **30**, 375 (1957).

Durio, A., e S. D'Agostino: Sul valore dei segni radiologici di ipertensione endocranica nella meningite tubercolare. Aggiorn. pediat. **7**, 85 (1956).

Ebel, D.: Normales und pathologisches Wachstum des kindlichen Schädels im Röntgenbild. Der Radiologe **2**, 30 (1962).

Ecker, A.: Über die Methoden zur Ermittlung der topographischen Beziehungen zwischen Hirnoberfläche und Schädel. Arch. Anthrop. **10**, 233 (1878).

Eickhoff, H.: Die Röntgendiagnose raumbeengender Prozesse des Schädelinneren. Diss. Münster 1936.

Encke, A.: Die Schädelnähte unter normalen und pathologischen Verhältnissen. Diss. Köln 1961.

Engels, E. P.: Roentgenographic demonstration of a hypophysial subarachnoid space. Amer. J. Roentgenol. **80**, 1001 (1958).

Epstein, B.: Shortening of the posterior wall of the sella turcica caused by dilatation of the third ventricle or certain suprasellar tumors. Amer. J. Roentgenol. **65**, 49 (1951).

Erdélyi, J.: Schädelveränderungen bei gesteigertem Hirndruck. Fortschr. Röntgenstr. **42**, 153 (1930).

— Die Röntgendiagnostik der Hypophysengeschwülste. Fortschr. Röntgenstr. **51**, 125 (1935).

Erdheim, J.: Über die Folgen gesteigerten Hirndrucks. Jb. Psychiat. Neurol. **39**, 322 (1919).

— Der Gehirnschädel in seiner Beziehung zum Gehirn unter normalen und pathologischen Umständen. Virchows Arch. path. Anat. **301**, 763 (1938).

Ernst, W.: Mathematisch-statistische Untersuchungen über Gesetzmäßigkeiten im Bau der Schädelbasis des Menschen. Diss. Köln 1955.

Fanconi, G., u. M. Grob: Die klinische und forensische Beschreibung der Impressiones digitatae des Schädels. Festschrift T. Zanger **12**, 681 (1935).

Feer, E., u. H. Kleinschmidt: Lehrbuch der Kinderheilkunde. Stuttgart: Gustav Fischer 1962.

Felsch, K.: Röntgenologie der Schädelnähte. Diss. Breslau 1936.

Fényes, J.: Zur Osteohistopathologie des Tumorschädels (Untersuchungen über die Frage der diagnostischen Verwertbarkeit röntgenographisch darstellbarer Schädelveränderungen bei gesteigertem Hirndruck). Mschr. Psychiat. Neurol. **78**, 61 (1931).

Ferner, H., u. R. Kautzky: Angewandte Anatomie des Gehirns und seiner Hüllen. In: Handbuch der Neurochirurgie, Bd. I, S. 68. Berlin-Göttingen-Heidelberg: Springer 1959.

Fincher, E. F., and G. P. Coon: Ependymomas; clinical and pathologic study of 8 cases. Arch. Neurol. Psychiat. (Chic.) **22**, 19 (1929).

Frédéric, J.: Untersuchungen über die normale Obliteration der Schädelnähte. Z. Morph. Anthrop. **9**, 373 (1906).

French, L. A.: Brain tumours in children. Minn. Med. **31**, 867 (1948).

Friedmann, G.: Die Schädelnähte und ihre Pathologie. In: Handbuch der Medizinischen Radiologie, Bd. VII/1. S. 122. Berlin-Göttingen-Heidelberg: Springer 1963.

—, u. F. Marguth: Intraselläre Liquorcysten. Zbl. Neurochir. **21**, 33 (1961.)

—, u. E. Schmidt-Wittkamp: Zur Diagnose der einseitigen frühkindlichen Hirnschäden im Übersichtsbild des Schädels. Fortschr. Röntgenstr. **92**, 667 (1960).

Frowein, R. A.: Pathogenese vegetativer Störungen bei intracranieller Drucksteigerung. Acta neurochir. (Wien), Suppl. **7** (1960).

GEFFERTH, K.: Über das Sellaröntgenbild der Frühgeburten. Arch. Kinderheilk. **111**, 87 (1937).
GÉRAUD, J., G. LAZORTHES et J. ROULLEAU: Les craniopharyngiomes — Diagnostic radiologique. Rev. Oto-neuro-ophtal. **27**, 101 (1955).
GERLACH, J.: Mißbildungen des Schädels und des Gehirns. In: Handbuch der Neurochirurgie, Bd. IV, Teil 1. Berlin-Göttingen-Heidelberg: Springer 1960.
GIBLIN, N., and A. ALLEY: A method of measuring bone growth in the skull. Anat. Rec. **83**, 381 (1942).
GIBSON, J. B.: Congenital hydrocephalus to atresia of the foramen of Magendi. J. Neuropath. exp. Neurol. **14**, 244 (1955).
GLETTENBERG, O.: Zur Symptomatologie des chronisch-entzündlichen Aquäduktverschlusses. Zbl. Neurochir. **1**, 63 (1936).
GLOBUS, H. J., and PH. BERGMAN: Atresia and stenosis of aquaeduct of Sylvius. J. Neuropath. **5**, 342 (1946).
GOLDHAMER, H., u. A. SCHÜLLER: Die Varietäten der sella turcica. Fortschr. Röntgenstr. **33**, 894 (1925).
— Varietäten im Bereich der hinteren Schädelgrube. Fortschr. Röntgenstr. **35**, 1163 (1927).
GORDON, M., and L. BELL: A roentgenographic study of the sella turcica in abnormal children. N.Y.J. Med. **22**, 54 (1921).
— — Further roentgenographic studies of the sella turcica in abnormal children. J. Pediat. **9**, 781 (1936).
GROB, M.: Über die röntgenologischen Nahtverhältnisse der hinteren Schädelgrube beim Kinde mit spezieller Berücksichtigung der sutura mendosa. Fortschr. Röntgenstr. **57**, 265 (1938).
GROSS, H.: Zur Kenntnis der Beziehung zwischen Gehirn und Schädelkapsel bei den turricephalen craniostenotischen Dysostosen. Virchows Arch. path. Anat. **330**, 365 (1957).
GSTETTNER, K.: Über die Anomalien des oberen Teiles der menschlichen Hinterhauptsschuppe. Arch. Anthrop. **15**, 106 (1917).
GUDDEN, B. V.: Experimentelle Untersuchungen über das Schädelwachstum. München 1874.
HAAS, L.: Erfahrungen auf dem Gebiet der radiologischen Selladiagnostik. Fortschr. Röntgenstr. **33**, 419, 469 (1925).
— Über einige Probleme der Schädelnahtverknöcherung. Eine röntgenanatomische Studie. Nervenarzt **3**, 284 (1930).
— Über die klinische Verwertbarkeit der röntgenologischen Nahtdiagnose. Fortschr. Röntgenstr. **41**, 549 (1930).
— Einzelheiten aus der Röntgendiagnostik der sella turcica. Fortschr. Röntgenstr. **50**, 465 (1934); **51**, 147 (1935).
— Über die Entstehung der Sellavergrößerung extrasellären Ursprunges. Fortschr. Röntgenstr. **55**, 458 (1937).
— The size of the sella turcica by age and sex. Amer. J. Roentgenol. **72**, 755 (1954).
HAUSCHILD, M. W.: Histologische Untersuchungen über normale und abnormale Verknöcherung der Hirnschädelnähte. Verh. anat. Ges. (Jena) XXX, 85 (1921).
HEFFTLER, F.: Die Großhirnwindungen des Menschen und deren Beziehungen zum Schädeldach. Arch. Anthrop. **10**, 243 (1878).
HEINZ, A., u. R. A. PAPE: Biologische Bedeutung der Impressiones digitatae. Z. Konstit.lehre **11**, 327 (1925).
HELLNER, H.: Schädelknochenveränderungen bei Hirntumoren. Zbl. Chir. **1936**, 2685.
— Über die diagnostische Wertigkeit der im gewöhnlichen Röntgenbild nachweisbaren mittelbaren Zeichen der Hirngeschwülste. Bruns' Beitr. klin. Chir. **164**, 573 (1936).
— Die unmittelbaren Zeichen der Hirntumoren im gewöhnlichen Röntgenbild des Schädels. Bruns' Beitr. klin. Chir. **164**, 583 (1936).
HEMPEL, J.: Die Bewertung bestimmter Schädelröntgensymptome in Abhängigkeit vom Lebensalter der Kranken. Nervenarzt **13**, 70 (1940).
HENDERSON, S. G., and L. S. SHERMAN: Roentgen anatomy of the skull in the newborn infant. Radiology **46**, 107 (1946).
HERTZ, H., and TH. ROSENDAL: Roentgen changes in the cranium in 153 intracranial tumours in children aged 0—15 years. Acta radiol. (Stockh.), Suppl. 141 (1956).
HEUER, G. J., and W. E. DANDY: Roentgenography in the localisation of brain tumor based upon a series of one hundred consecutive cases. Johns Hopkins Hosp. Bull. **27**, 311 (1916).
HEYMANN, E.: Hirntumor und Röntgenbild. Bruns' Beitr. klin. Chir. **146**, 401 (1929).
HILTON, J.: On rest and pain, ed. 2. New York: William Wood & Co. 1879.
HITZIG, W. H., u. R. E. SIEBENMANN: Scheinbare Schädelnahtsprengung bei Leucämie. Helv. paediat. Acta **5**, 590 (1955).
HÖBLER, W.: Lassen sich die normalen Wachstumsverhältnisse am Kinderschädel mathematisch-statistisch erfassen? Diss. Köln 1953.
HOEN, E., u. A. KAISER: Kritisches zum sogenannten Druckschädel. Arch. Kinderheilk. **146**, 292 (1951).
—, u. S. SCHMIDT-ROHR: Über die hydrocephalen Störungen bei der tuberkulösen Meningitis im Verlauf der Behandlung mit Streptomycin. Mschr. Kinderheilk. **99**, 292 (1951).

HÖVELS, O.: Zur Systematik der Mißbildungen des 1. Visceralbogens unter besonderer Berücksichtigung der Dysostosis mandibulo-facialis. Z. Kinderheilk. **73**, 532 (1953).
— Zur Pathogenese der Mißbildungen des 1. Visceralbogens. Z. Kinderheilk. **73**, 568 (1953).
HOLM, O.: Über Heilungsphänomene in der sella turcica nach Behandlung von intrasellären Tumoren. Acta radiol. (Stockh.) **24**, 495 (1943).
HÜNERMANN, C.: Die diagnostische Bedeutung der Impressiones digitatae und der Schädelnahtdehiszenzen im Röntgenbild des kindlichen Schädels. Mschr. Kinderheilk. **58**, 415 (1933).
INGRAHAM, F. D., and D. D. MATSON: Neurosurgery of infancy and childhood. Springfield: Ch. C. Thomas, 1954.
JOHNSON, V. C., and F. J. HODGES: Reliability of brain tumor localisation by roentgen methods. Radiology **41**, 117 (1943).
JUPE, M. H.: The reaction of the bones of the skull to intracranial lesions. Brit. J. Radiol. **11**, 146 (1938).
KEHRER, H. E.: Der Hydrocephalus internus und externus. Seine klinische Diagnose und Therapie. Basel u. New York: S. Karger 1955.
KEITH, H. M., W. M. CRAIG and J. W. KERNOHAN: Brain tumors in children. Pediatrics **3**, 839 (1949).
KLÖPPNER, K.: Die sella turcica des Neugeborenen im Röntgenbild. Fortschr. Röntgenstr. **60**, 370 (1939).
KÖHLER, A., u. E. A. ZIMMER: Grenzen des Normalen und Anfänge des Pathologischen im Röntgenbilde des Skelettes. Stuttgart: Georg Thieme 1956.
KÖHLER, B.: Dysostosis cleido-cranialis beim Neugeborenen. Z. Kinderheilk. **60**, 536 (1939).
KOPYLOW, M. B.: Roentgen signs in hydrocephalus and their diagnostic value. Amer. J. Roentgenol. **36**, 659 (1936).
KORNBLUM, K.: Alterations in the structure of the sella turcica as revealed by the roentgenray. Arch. Neurol. (Chic.) **27**, 305 (1932).
—, u. L. H. OSMOND: Die Wirkung intracranieller Tumoren auf die sella turcica. Arch. Neurol. (Chic.) **34**, 111 (1935). Zit. nach WIEGAND.
KOVÁCS, A.: Untersuchungen über die Sellagröße nach HAAS bei Kindern und bei Erwachsenen. Fortschr. Röntgenstr. **50**, 469 (1934).
KRÜGER, D. W.: Frühdiagnostik von Hirntumoren. Wien. med. Wschr. **108**, 961 (1958).
LAITINEN, L.: Craniosynostosis. Premature fusion of the cranial sutures. Ann. Paediat. Fenn **2**, Suppl. 6 (1956).
LANDAU, E.: Das Gehirnrelief der Fossa cranii anterior. Gegenbaurs morphol. Jb. **39**, 645 (1909).
LAZORTHES, G., J. GÉRAUD et H. ANDUZE: L'hydrocéphalie non tumorale de l'adolescent et de l'adulte. A propos de 31 cas vérifié. Rev. neurol. **82**, 427 (1950).
LE COULM, P.: Étude radiologique de la selle turcique normale chez les enfants. Thèse de Paris, edit. med. 1923.
LENHÓSSEK, M. v.: Über Nahtverknöcherungen im Kindeslater. Arch. Anthrop. **43**, 164 (1917).
LENNARTZ, K. J.: Das Kraniopharyngeom. Diss. Köln 1957.
LINDBLOM, K.: A roentgenographic study of the vascular channels of the skull. With special reference to intracranial tumors and arterio-venous aneurysms. Acta radiol. (Stockh.), Suppl. **30** (1936).
LINDGREN, E.: Handbuch der Neurochirurgie, Bd. II, Röntgenologie. Berlin-Göttingen-Heidelberg: Springer 1954.
LOEPP, W.: Der Wert der einfachen Kraniographie für die Erkennung endocranieller Drucksteigerung. Arch. Psychiat. Nervenkr. **106**, 410 (1937).
—, u. R. LORENZ: Röntgen-Diagnostik des Schädels. Stuttgart: Georg Thieme 1954.
LOESCHKE, H., u. H. WEINNOLDT: Über den Einfluß von Druck und Entspannung auf das Knochenwachstum des Hirnschädels. Beitr. path. Anat. **70**, 406 (1922).
LORBER, J.: The incidence and nature of intracranial calcification after tuberculous meningitis. Arch. Dis. Childh. **27**, 542 (1952).
LORENZ, R.: Zwei neue Meßmethoden der sella turcica im Röntgenbild durch Auswertung ihrer Beziehung zu Schädelbasis und Schädelhöhe. Fortschr. Röntgenstr. **71**, 273 (1949).
— Das Verhalten der sella turcica bei pathologischen endocraniellen Prozessen. Fortschr. Röntgenstr. **72**, 20 (1949/50).
LÜDIN, M.: Veränderungen der sella turcica bei sellafernen intracraniellen Tumoren. Acta radiol. (Stockh.) **16**, 48 (1935).
LUGER, A.: Zur Kenntnis der im Röntgenbild sichtbaren Hirntumoren mit besonderer Berücksichtigung der Hypophysengangsgeschwülste. Fortschr. Röntgenstr. **21**, 605 (1914).
LYSHOLM, E.: Röntgenologische Diagnostik in der Chirurgie der Gehirnkrankheiten. In: Spezielle Chirurgie der Gehirnkrankheiten. Neue Deutsche Chirurgie, Bd. 50. Stuttgart: Ferdinand Enke 1941.
MACAULAY, D.: Digital markings in radiographs of the skull in children. Brit. J. Radiol. **24**, 647 (1951).
MAIR, R.: Untersuchungen über die Struktur der Schädelknochen. Z. mikr.-anat. Forsch. **5**, 625 (1926).

MAIR, R.: Untersuchungen über das Wachstum der Schädelknochen. Z. Anat. Entwickl.-Gesch. **90**, 293 (1929).

MALAGUZZI-VALERI, O.: Sul trattamento delle leucemie infantili con antifolici, ACTH e cortisone. Pediat. int. (Roma) **4**, 95 (1954).

MANDEL, A.: Kraniostenosen und Kraniodysostosen. Dtsch. Z. Nervenheilk. **150**, 105 (1940).

MARGUTH, F.: Zur Pathogenese endocriner Funktionsstörungen bei raumfordernden intracraniellen Prozessen. Habil.-Schr. Köln 1960.

MARTIN, F., and L. J. LEMMEN: Calcification in intracranine neoplasms. Amer. J. Path. **28**, 1107 (1952).

MARTIN, H. O.: Sella turcica und Konstitution. Leipzig: Georg Thieme 1941.

MARTIN, R.: Lehrbuch der Anthropologie, 2. Aufl. Jena: Gustav Fischer 1928.

MATSON, D. D.: Prenatal obstruction of the fourth ventricle. Amer. J. Roentgenol. **96**, 499 (1956).

MAYER, E. G.: Grundsätzliches zur Erhebung und Wertung des Röntgenbefundes bei endocraniellen Affektionen. Röntgenpraxis **1**, 1 (1929).

— Grundlagen der Röntgendiagnostik endocranieller Erkrankungen. Fortschr. Röntgenstr. **40**, 81 (1929).

— Richtlinien für die Röntgenuntersuchung des Schädels bei endocraniellen Affektionen. Röntgenpraxis **7**, 223 (1935).

— Die ersten Kennzeichen endocranieller Erkrankungen im Röntgenbild ohne Kontrastmittelanwendung. Radiol. clin. (Basel) **8**, 41 (1939).

— Die Zeichen endokranieller Drucksteigerung im nativen Röntgenbild. Wien. Z. Nervenheilk. **10**, 378 (1955).

— Der diagnostische Wert des einfachen Röntgenbildes des Schädels. Acta neurochir. (Wien), Suppl. **3**, 41 (1955).

— Diagnose und Differentialdiagnose in der Schädelröntgenologie. Wien: Springer 1959.

McRAE, D. L.: Focal epilepsy: Correlation of the pathological and radiological findings. Radiology **50**, 439 (1948).

—, and A. W. ELLIOTT: Radiological aspects of cerebellar astrocytomas and medulloblastomas. Acta radiol. (Stockh.) **50**, 52 (1958).

MIJSBERG, W. A.: Die Funktion der Nähte am wachsenden Schädel, mit besonderer Berücksichtigung des Stirnnahtproblems. Z. Morph. u. Anthrop. **30**, 535 (1932).

MOREAU, R., G. BOUDIN et F. LHERMITTE: Les séquelles neurologiques de la meningite tbc. Rév. neurol. **90**, 687 (1954).

MOUNT, L. A.: Premature closure of sutures of cranial vault. A plea for early recognition and early operation. N.Y. St. J. Med. **47**, 270 (1947).

MÜLLER, D.: Über die Indikationsstellung zur Neurochirurgischen Therapie des Hydrocephalus communicans bei der Meningitis-tbc. Beitr. Klin. Tuberk. **107**, 387 (1952).

MÜLLER, F. W.: Über die Beziehungen des Gehirns zum Windungsrelief an der Außenseite der Schläfengegend beim menschlichen Schädel. Arch. Anat. u. Physiol., 57 (1908).

MUSSIO FOURNIER, J. C., J. C. BASANTINI and H. C. BAZZANO: Myxedema with delarged closure of epiphysis in sexually mature women. Arch. Clin. Inst. Endocr. (Montevideo) **7**, 156 (1947).

NORDMARK, B.: Pressure changes in the sella turcica in the presence of gliomas in the cerebral hemispheres. Acta radiol. (Stockh.) **32**, 461 (1949).

NUSSBAUM, A.: Über den röntgenologischen Nachweis secundärer Veränderungen der Schädelkapsel bei intracraniellen Tumoren. Diss. Leipzig 1932.

OPPENHEIM, H.: Über eine Bildungsanomalie am Aquäduktus Sylvii. Mschr. Psychiat. Neurol. **7**, 177 (1900).

ORTHNER, H.: Pathologische Anatomie des Hypophysen-Hypothalamus-Systems. 1. Symp. Dtsch. Ges. Endocrin. 1953. Berlin-Göttingen-Heidelberg: Springer 1955.

OSTERTAG, B., u. H. SCHIFFER: Zur plastischen Umwandlung des Schädelinnenreliefs und deren Ursachen. Ber. über Kongr. für Neurol. u. Psychiatr. Tübingen 1947, S. 62. Tübingen: Alma Mater Verlag.

— — Der gerichtete Schädelbinnendruck und seine röntgenologische Erfassung. Dtsch. med. Wschr. **74**, 1116 (1949).

PACIFICO, A.: Nuovi orientamenti sulla genesi delle „impronte digitate“ de cranio. Studi sassaresi **17**, 153 (1939). Zit. Zbl. ges. Radiol. **31**, 507 (1940).

PARK, E. A., and G. F. POWERS: Acrocephaly and scaphocephaly with symmetrically distributed malformations of the extremities. Amer. J. Dis. Child. **20**, 235 (1920).

PARKER, H. L., and J. H. KERNOHAN: Stenosis of the aquaeduct of Sylvius. Arch. Neurol. Psychiat. (Chic.) **29**, 538 (1933).

PARNITZKE, K. H.: Endocranielle Verkalkungen im Röntgenbild. Leipzig: VEB Georg Thieme 1961.

PARSONS, F. G., and C. R. BOX: The relation of sutures to age. J. roy. Anthrop. Inst. London **35**, 30 (1905).

PENDERGRASS, E. P., J. P. SCHAEFFER and PH. J. HODES: The head and neck in roentgen diagnosis. Springfield (Ill.): Ch. C. Thomas 1956.

PENNYBAKER, J.: Obstructive hydrocephalus. Ann. roy. Coll. Surg. (Edinb.) **12**, 51 (1953).

PETIT-DUTAILLIS, D., F. THIEBAUT, F. BERDET et J. BARBIZET: Les hydrocéphalies par sténose intrinsèque de l'aqueduc de Sylvius. Rev. neurol. **82**, 417 (1950).

PRIESS, H., u. W. BRENNER: Über Veränderungen der Liquor abführenden Räume bei chronischer Tbc-Meningitis. Z. Kinderheilk. **68**, 607 (1950).

PSENNER, L.: Die anatomischen Varianten des Hirnschädels. Fortschr. Röntgenstr. **75**, 197 (1951).

RAUBER-KOPSCH: Lehrbuch und Atlas der Anatomie des Menschen. Leipzig: Georg Thieme 1940.

RAUSCH, FJ.: Die Bedeutung von Verkalkungen für die Artdiagnose intracranieller raumbeengender Prozesse. Fortschr. Röntgenstr. **81**, 768 (1954).

RAVELLI, A.: Über Varianten des Hinterkopfes. Radiol. Austriaca 8, 79 (1954).

REICHARDT, M.: Untersuchungen über das Gehirn. Arbeiten aus der psychiatrischen Klinik, Würzburg 1914. Jena: Gustav Fischer.

REINERT, H.: Beitrag zur röntgenologischen Selladiagnostik. Fortschr. Röntgenstr. **35**, 553 (1927).

RITTER, F.: Vermehrung der Impressiones digitatae im Röntgenbild. Dtsch. Z. Nervenheilk. **127**, 287 (1932).

ROBACK, H. N., and M. L. GERSTLE: Congenital atresia and stenosis of the aqueduct of Sylvius. Arch. Neurol. Psychiat. (Chic.) **36**, 248 (1936).

ROBERTSON, E. G.: Encephalography. Springfield (Ill.): Ch. C. Thomas 1957.

ROTH, J., u. R. LEMBKE: Das Röntgenbild des Schädels bei gesteigertem Hirndruck (Druckschädel). Klin. Wschr. **11**, 949 (1932).

RUSSELL, D.: Observations on the pathology of the hydrocephalus. Memor. med. Res. Coun. (Lond.) 1949.

SARTORIUS, W.: Über die Möglichkeit einer objektiven Größenbestimmung der sella turcica im Kindesalter. Mschr. Kinderheilk. **45**, 259 (1929).

SCHÄFER, H.: Beitrag zur Schädelossifikation bei der Dysostosis cleido-cranialis. Fortschr. Röntgenstr. **85**, 309 (1956).

SCHEID, W.: Die Zirkulationsstörungen des Gehirnes und seiner Häute. In: Handbuch der inneren Medizin, Bd. V., Teil 3. Berlin-Göttingen-Heidelberg: Springer 1953.

— Diagnose, Aufbau der Diagnose und Differentialdiagnose in der Neurologie. Nervenarzt **30**, 97 (1959).

SCHEUERMANN, H.: Die diagnostische Bedeutung der Röntgenographie bei Tumoren an der Basis des Schädels. Acta psychiat. (Kbh.) **5**, 1 (1930).

— The roentgenological picture of the normal and the pathologic sella turcica. Acta radiol. (Stockh.) **13**, 404 (1932).

SCHIFFER, K. H., u. H. STRUBEL: Über Störungen der Entwicklungsmechanik des Gehirnschädels beim Mongolismus und anderen Konstitutionsanomalien. Nervenarzt **31**, 340 (1960).

SCHINZ, H. R., W. E. BAENSCH, E. FRIEDL u. E. UEHLINGER: Lehrbuch der Röntgendiagnostik. Stuttgart: Georg Thieme 1952.

SCHÖNENBERG, H.: Schädeldysostosen. Ärztl. Wschr. **13**, 909 (1958).

SCHOENMACKERS, J., u. H. DIERKS: Gibt es eine Gehirnpulsation bei allseitig knöchern geschlossener Schädelhöhle? Ärztl. Forsch. **1**, 183 (1947).

SCHOTT, H.: Bedeutung von Schädelgröße und secundärer Sellaerweiterung für die Diagnostik raumfordernder intracranieller Prozesse im Wachstumsalter. Diss. Köln 1953.

SCHREIBER, F.: Intracranial pressure. The correlation of choked disc and roentgenologic pressure signs. Amer. J. Roentgenol. **23**, 607 (1930).

SCHÜLLER, A.: Die im Röntgenbild erkennbaren Schädelveränderungen bei intracranieller Drucksteigerung. Fortschr. Röntgenstr. **21**, 485 (1914).

— Röntgendiagnostik der Erkrankungen des Kopfes. In: SCHITTENHELM, Lehrbuch der Röntgendiagnostik, Bd. 1. 1924.

— The sella turcica. Amer. J. Roentgenol. **16**, 336 (1926).

— Craniostenosis. Radiology **13**, 377 (1929).

— Welche Bedeutung haben „verstärkte Impressiones digitatae" auf das Schädelröntgenogramm von Kindern und Erwachsenen? Röntgenpraxis **7**, 68 (1935).

SCHULZE, E.: Zur röntgenologischen Messung der Sellagröße im Säuglingsalter. Arch. Kinderheilk. **93**, 173 (1931).

SCHWALBE, G.: Über das Gehirnrelief des Schädels bei Säugetieren. Z. Morph. u. Anthrop. **7**, 203 (1904).

SEIFERTH, J.: Die diagnostische Bedeutung der Impressiones digitatae im Wachstumsalter. Diss. Köln 1961.

SHELDEN, W. D., H. L. PARKER and J. W. KERNOHAN: Occlusion of the aqueduct of Sylvius. Arch. Neurol. Psychiat. (Chic.) **23**, 1183 (1930).

SIGWART, H.: Die Verwendbarkeit der röntgenologischen Hirndrucksymptome für die klinische Diagnostik. Acta neurochir. (Wien), Suppl. **3**, 79 (1955).

SILVERMAN, F.: Roentgen standards for size of the pituitary fossa from infancy through adolescence. Amer. J. Radiol. **78**, 451 (1957).

SIMMONS, D. R., and W. T. PEYTON: Premature closure of the cranial sutures. J. Pediat. **31**, 528 (1947).
SITSEN, A. E.: Zur Entwicklung der Nähte des Schädeldaches. Z. Anat. Entwickl.-Gesch. **101**, 121 (1933).
— Über die Ursachen der Verknöcherung der Schädelnähte. Frankfurt. Z. Path. **48**, 499 (1935).
— Zur Pathologie der Schädelnähte (Über die sog. Nahtsprengung). Virchows Arch. path. Anat. **301**, 287 (1938).
— Das Verhalten der Schädeldachnähte bei Rachitis. Öst. Z. Kinderheilk. **1**, 375 (1948).
SMITH-AGREDA, V.: Über die Verteilung der Impressiones gyrorum an der Innenseite des Gehirnschädels des Menschen. Dtsch. Z. Nervenheilk. **173**, 37 (1955).
—, and E. F. FINCHER: Intracranial tumors in children: Preliminary study of 100 cases. Sth. med. J. (Bgham, Ala.) **35**, 547 (1942).
SNEEDEN, V. D., and C. P. LARSON: Internal hydrocephalus due to syringomyeliolike process of aqueduct of Sylvius. Northw. Med. (Seattle) **40**, 44 (1941).
SOSMAN, M.: The reliability of the roentgenographic signs of intracranial tumors. Amer. J. Roentgenol. **36**, 737 (1936).
SPATZ, H., u. G. J. STROESCU: Zur Anatomie und Pathologie der äußeren Liquorräume des Gehirns. Nervenarzt **7**, 425, 481 (1934).
SPILLER, W. G.: Two cases of partial internal hydrocephalus from closure of the intraventricular passages. Amer. J. med. Sci. **124**, 44 (1902).
STENVERS, H. W.: Röntgendiagnose der Tumoren der hinteren Schädelgrube. Dtsch. Z. Nervenheilk. **124**, 11 (1932).
— Über Drucksymptome am knöchernen Schädel bei den Hirngeschwülsten. Fortschr. Röntgenstr. **52**, 341 (1935).
— Über secundäre Veränderungen am knöchernen Schädel bei den Hirngeschwülsten. Röntgenpraxis **7** (Kongreßbericht) (1935).
STILZ, R.: Untersuchungen über die Gesetzmäßigkeiten der Schädelbasisknickung beim Menschen. Diss. Köln 1954.
STUART, C.: Postumi radiografici endocranici nelle meningiti acute della prima infanzia. Radiologia (Roma) **11**, 1095 (1955). Ref. Zbl. Kinderheilk. **1957**, 60.
SYMINGTON, J.: Endocranial casts and brain form: A criticism of some recent speculations. J. Anat. Physiol. **50**, 111 (1916).
TAVERAS, J. M.: Die neuroradiologische Untersuchung im Kindesalter. In: Klinische Neuroradiologie, hrsg. von K. DECKER. Stuttgart: Georg Thieme 1960.
THOMA, R.: Untersuchungen über das Schädelwachstum und seine Störungen. Virchows Arch. path. Anat. **219**, 80 (1915); **223**, 73 (1917).
— Über die Geschwindigkeit des Volumenwachstums des Knochengewebes. Beitr. path. Anat. **72**, 184 (1924a).
— Über die prämaturen Synostosen der Schädelnähte und über das Wachstum, die Seneszenz und die Hyperostose des Schädels. Beitr. path. Anat. **72**, 207 (1924b).
TÖNNIS, W.: Über Hirngeschwülste. Z. ges. Neurol. Psychiat. **161**, 114 (1938).
— Hydrocephalus infolge Liquorzirkulationsstörung. Arch. Kinderheilk. **118**, 65 (1939).
— Die Entstehung der intracraniellen Drucksteigerung bei Hirngeschwülsten. Langenbecks Arch. klin. Chir. (Kongreßband) **193**, 667 (1938).
— Zirkulationsstörungen bei krankhaftem Schädelinnendruck. Z. ges. Neurol. Psychiat. **167**, 462 (1939).
— Frühsymptome intracranieller Geschwülste. Münch. med. Wschr. **2**, 1065 (1939).
— Die Chirurgie des Gehirns und seiner Häute. In: KIRSCHNER-NORDMANN, Die Chirurgie, 2. Aufl., Bd. III. Wien: Urban & Schwarzenberg 1948.
— Augensymptome bei 3033 Hirngeschwülsten. Ber. über die 59. Zusammenkunft der Dtsch. Ophthal. Ges. in Heidelberg 1955.
— Das Verhalten der Schädelnähte bei craniellen und intracraniellen Prozessen. Langenbecks Arch. klin. Chir. (Kongreßbericht) 289, 418 (1958).
— Pathophysiologie und Klinik der intracraniellen Drucksteigerung. In: Handbuch der Neurochirurgie, Bd. I, Teil 1, S. 304—445. Berlin-Göttingen-Heidelberg: Springer 1959.
—, u. W. BERGERHOFF: Die praktische Bedeutung röntgenologischer Schädelmessungen für die Klinik. Nervenarzt **25**, 353 (1954).
—, u. W. F. BORCK: Großhirntumoren des Kindesalters. Zbl. Neurochir. **13**, 72 (1953).
—, u. G. FRIEDMANN: Zur Differentialdiagnose der pathologischen intracraniellen Verkalkungen. Münch. med. Wschr. **101**, 1252 (1959).
— — u. H. ALBRECHT: Zur röntgenologischen Differentialdiagnose der Hypophysenadenome. Fortschr. Röntgenstr. **87**, 677 (1957).
— — — Veränderungen der sella turcica bei sellanahen Tumoren und Tumoren der Schädelbasis. Fortschr. Röntgenstr. **87**, 686 (1957).
—, u. O. KLEINSASSER: Über die röntgenologischen Zeichen erhöhten Schädelinnendruckes im Kindes- und Jugendalter. Z. Kinderheilk. **82**, 387 (1959).

Tönnis, W., u. F. Loew: Raumbeengende Prozesse im Inneren des Schädels. In: Klinik der Gegenwart, Bd. IV, S. 545. München-Berlin: Urban & Schwarzenberg 1955.
— B. Riessner u. K. J. Zülch: Über die Formveränderungen des Hirns (Massenverschiebungen, Zisternenverquellungen) bei raumbeengenden Prozessen. Zbl. Neurochir. **5**, 1 (1940).
— W. Schiefer u. Fj. Rausch: Sellaveränderungen bei gesteigertem Schädelinnendruck. Dtsch. Z. Nervenheilk. **171**, 351 (1954).
—, u. K. J. Zülch: Das Ependymom der Großhirnhemisphären im Jugendalter. Zbl. Neurochir. **2**, 141 (1937).
Toggart jr., J. K., and A. E. Walker: Congenital atresia of the foramen of Luschka and Magendi. Arch. Neurol. Psychiat. (Chic.) **48**, 583 (1942).
Troitzky, W.: Zur Frage der Formbildung des Schädeldaches und der damit verbundenen Erscheinungen. (Experimentelle Untersuchungen der Schädelnähte.) Z. Morph. Anthrop. **30**, 504 (1932).
Trowbridge, W. V., and J. D. French: Benign arachnoid cysts of the posterior fossa. J. Neurosurg. **9**, 398 (1952).
Unterberg, A.: Sellamessung und Sellaformbestimmung bei Kindern im Alter bis zu 14 Jahren. Mschr. Kinderheilk. **104**, 46 (1956).
Vastine, J. H., and K. K. Kinney: Pineal shadow as aid in localisation of brain tumors. Amer. J. Roentgenol. **17**, 320 (1927).
Virchow, R.: Zur Pathologie des Schädels und Gehirns. Gesammelte Abhandlungen Würzburg 1856, S. 883—996.
Walker, A. E., and T. L. Hopple: Brain tumors in children. J. Pediat. **35**, 671 (1949).
Wanke, R.: Zur Röntgenkunde der Gefäßkanäle der Diploe. Fortschr. Röntgenstr. **53** (1936).
— Synostosis der Schädelnähte, Kraniostenosis und Kranznaht-Resektion (vertikale Kraniotomie). Dtsch. med. Wschr. **82**, 1 (1957).
—, u. L. Diethelm: Klinische und operative Bedeutung der Schädelnähte. Langenbecks Arch. klin. Chir. **289**, 435 (1958).
Wechselberg, K.: Chronisch-encephalopathische Zustandsbilder und ihre Prognose bei der Meningitis tuberculosa. Mschr. Kinderheilk. **101**, 222 (1952).
Weickmann, F.: Statistische Auswertung von 500 Leeraufnahmen eines neurochirurgischen Materials. Acta neurochir. (Wien), Suppl. **3**, 55 (1955).
Weinnoldt, H.: Untersuchungen über das Wachstum des Schädels unter pathologischen und physiologischen Verhältnissen. Beitr. path. Anat. **70**, 311 (1922).
Wiegand, H. R.: Gesetzmäßige Formveränderungen der knöchernen Hirnhüllen bei Hirndruck und Schädelmißbildungen. Zbl. ges. Neurol. Psychiat. **132**, 19 (1955).
— Die Impressiones digitatae (gyrorum) in quantitativer Abhängigkeit von hirnanatomischen und histochemischen Bedingungen. Dtsch. Z. Nervenheilk. **176**, 246 (1957).
Wieser, W. v.: Zur Entwicklung der kindlichen sella unter normalen und pathologischen Verhältnissen. Wien. klin. Wschr. **46**, 1220 (1933).
Zülch, K. J.: Die Hirngeschwülste des Jugendalters. Z. ges. Neurol. Psychiat. **161**, 183 (1938).
— Hirngeschwülste im Jugendalter. Zbl. Neurochir. **5**, 238 (1940).
— Die Hirngeschwülste, 2. Aufl. Leipzig: Johann Ambrosius Barth 1956.